Marta González Caballero

MANUAL DE ALIMENTACIÓN GERIÁTRICA

[2ª Edición]

Formación Alcalá

Se terminó de imprimir en los talleres gráficos de Editorial Zumaque en Polígono Industrial El Retamal, calle olivo 6, Alcalá la Real (Jaén) en marzo de dos mil veinte.

Su opinión es importante. En futuras ediciones, estaremos encantados de recoger sus comentarios sobre este libro. Por favor, háganosla llegar a través de la web: www.faeditorial.es

©Editorial: FORMACIÓN ALCALÁ.
Pol. Ind. El Retamal. Calle olivo 6.
23680 ALCALÁ LA REAL (JAÉN)
info@formacionalcala.es / info@faeditorial.es
www.formacionalcala.es / www.faeditorial.es
Tel. 953 58 53 30
1ª Edición: Octubre 2007
2ª Edición: Marzo 2020
ISBN: 978-84-1323-955-2
DL: J-142-2020
Imp.: Editorial Zumaque

Dedico este libro a mi abuela Carmen,
que a sus 83 años sigue siendo
el motor principal de la familia.

Autora:
Marta González Caballero
Diplomada en Dietética y Nutrición Humana.
Formadora ocupacional.
Barcelona

Colaboradores/as:
Irene Matador Santos
Enfermera Graduada. Universidad de Sevilla.

Laura Vázquez García
Diplomada en Terapia Ocupacional. Universidad de Málaga.

Laura Díaz Díaz
Graduada en Enfermería. León.

Graciela Díaz Velasco
Celadora.

María Covadonga González González
Celadora.

José Vicente Espinosa Acedo
Diplomado y Graduado en Fisioterapia. Madrid.

ÍNDICE

MANUAL DE ALIMENTACIÓN GERIÁTRICA

INTRODUCCIÓN

La vejez es una etapa más del ciclo vital humano que se inicia en la fase final del período de madurez en la edad adulta y que se caracteriza por una serie de cambios fisiológicos, psicológicos y socioeconómicos que necesitamos conocer, ya que pueden condicionar el tipo de alimentación del anciano y por lo tanto, repercutir en su estado nutricional.

Nunca antes el número de personas mayores había sido tan notable. En los países desarrollados la proporción de ancianos es superior al 15% y la esperanza de vida se ha duplicado.

Las expectativas de vida han cambiado es 80 años y en mujeres 86 años. Según la OMS.

Población total (2016)	46.348.000
Ingreso nacional bruto per cápita (en dolares internacionales)	31.850
Esperanza de vida al nacer h/m (años, 2016)	80/86
Probabilidad de morir antes de alcanzar los cinco años (por 1000 nacidos vivos, 2018)	3
Probabilidad de morir entre los 15 y los 60 años, h/m (por 1000 habitantes, 2016)	74/38
Gasto total en salud por habitante ($int, 2014)	2.966
Gasto total en salud como porcentaje del PIB (2014)	9.0

Últimos datos disponibles en el Observatorio Mundial de la Salud.

Sexo	Años
Hombres	80,52
Mujeres	85,89
Ambos sexos	83,24

Fuente: INE (2018).

Hoy día los españoles tenemos unas de las más altas expectativas de vida; los hombres de 76 años y las mujeres de 86 años.

Uno de los principales retos que deben afrontar las sociedades actuales es garantizar una atención adecuada a los más mayores, orientada a mejorar su calidad de vida, su bienestar y su seguridad.

Mediante una nutrición equilibrada podemos preservar las funciones corporales, aminorar algunos de los cambios ligados al proceso de envejecimiento, reducir la susceptibilidad a algunas enfermedades y contribuir a su recuperación y favorecer la dependencia y la autonomía del anciano.

Entre los principales objetivos de este manual están el entender el proceso de envejecimiento para poder elaborar el plan alimentario del anciano adaptado a los cambios propios de esta etapa y el conocer las necesidades nutricionales específicas de las personas de edad avanzada y el tipo de alimentación más idóneo en las diferentes enfermedades más frecuentes en la vejez.

Para ello se describen con detalle los cambios ligados al paso del tiempo, los conceptos básicos de nutrición y alimentación equilibrada, la ingesta recomendada de energía y nutrientes en la edad avanzada, los diferentes métodos de valoración del estado nutricional y valoración geriátrica integral, el tratamiento de las enfermedades crónicas más frecuentes en la vejez, la alimentación adaptada, el uso de suplementos nutricionales y el ejercicio físico más beneficioso para mantener un buen estado de salud.

Esta obra pretende ser una guía útil tanto para familiares y cuidadores como para todos aquellos profesionales especializados en los ámbitos geriátrico y gerontológico (dietistas-nutricionistas, médicos, enfermeros, farmacéuticos, técnicos sanitarios, formadores, etc.).

La autora

I.
PROCESO DE ENVEJECIMIENTO

CONCEPTO DE ENVEJECIMIENTO

El envejecimiento es una más de las etapas del ciclo vital, junto a la infancia, la adolescencia y la edad adulta. Es un proceso dinámico natural (no es estático) e irreversible para todos los seres vivos que trae consigo un conjunto de cambios morfológicos, psíquicos, funcionales y bioquímicos e implica una pérdida progresiva de vitalidad o deterioro biológico hasta terminar en la muerte.

No se trata, por lo tanto, de una patología aunque si genera varios trastornos resultantes de la interacción de factores genéticos y ambientales, que incluyen estilos de vida, hábitos alimentarios, actividad física y presencia de enfermedades.

Existe una gran variabilidad dentro de la población anciana en lo que se refiere a correspondencia entre edad cronológica (en función del tiempo transcurrido desde el momento del nacimiento) y fisiológica (hace referencia al estado físico o desgaste corporal). Según la Organización Mundial de la Salud (OMS) se definen como *personas mayores* aquellas que tienen 60 años o más aunque en la mayoría de los países desarrollados consideran la vejez una etapa que se inicia alrededor de los 65 años, coincidiendo con la jubilación, y que acaba con la muerte.

Desde la jubilación hasta los 80 años la mayoría de los ancianos son independientes, disfrutan de movilidad y de autonomía. A partir de los 80 años es cuando se potencian las enfermedades degenerativas propias de la edad y sus complicaciones como la invalidez, las demencias, la artrosis, las hemiplejías, etc. (esto supone un mayor grado de dependencia y cuidados) y la amenaza de muerte se encuentra más próxima.

Es importante diferenciar el envejecimiento fisiológico o primario del denominado patológico o secundario. El primer término hace referencia al envejecimiento normal (las características físicas, funcionales, mentales y sociales del anciano están de acuerdo con su edad cronológica, los cambios que padece están asociados a la edad y son intrínsecos e inevitables como por ejemplo el encanecimiento del pelo) y el segundo se refiere al deterioro acelerado que se produce como consecuencia de enfermedades, malos hábitos, etc., y que no forma parte del envejecimiento normal (por ejemplo, la aparición de cataratas o la enfermedad de Alzheimer) y que, en algunos casos pueden llegar a prevenirse.

Edad cronológica
- 45-60 años: Pre-senil (edad del primer envejecimiento).
- 60-72 años: Senectud gradual.
- 72-90 años: Vejez declarada.
- > de 90 años: Grandes viejos.

LA ESPERANZA DE VIDA

¿Cuánto tiempo puede vivir el ser humano?

Antes de contestar a esta pregunta deben quedar claros algunos conceptos relativos a longevidad como son la esperanza de vida máxima, media e independiente.

La esperanza de vida máxima es aquella que, en condiciones óptimas, podría alcanzar teóricamente un individuo de una misma especie (en la humana se sitúan en 120 años aproximadamente).

La esperanza de vida media es un concepto estadístico que hace referencia al tiempo que va a lograr vivir en circunstancias normales el 50% de una población concreta en un mismo lugar, edad y época (se ve influenciada por factores como la calidad de la medicina, la alimentación, la higiene, las guerras, etc.). En España por ejemplo, un hombre naciendo en el 1900 tenia una esperanza de vida media de 34 años y una mujer de 32 años. Ya en el 2000 esta esperanza de vida media aumentó a 76 años los hombres y 83 las mujeres y en el 2005 a 77,4 años los hombres y 83,9 las mujeres (las mujeres españolas son las más longevas de la Unión Europea según el Instituto Nacional de Estadística).

Esperanza de vida en el 2017		
	Hombres	*Mujeres*
España	81	86
Francia	80	86
Italia	81	86
Portugal	78	84
Suecia	81	84
Grecia	79	84
Bélgica	79	84
Irlanda	80	84
Alemania	79	84
Países Bajos	80	83
Reino Unido	79	83
Dinamarca	79	83
Rumania	72	79

Por último, la esperanza de vida independiente vs. dependiente es un nuevo concepto, también estadístico, relacionado con la funcionalidad y vinculado con la calidad de vida.

En España, a comienzos del siglo XX el número de personas que alcanzaban la edad de 65 años superaba cada mes las 10.000, mientras que al inicio del siglo XXI esta cifra se ha multiplicado por tres, dentro de 20 años se situará en las 50.000 y en la década de 2040 alcanzará un máximo de 67.000 personas mensuales, es decir, más del 30% de la población. Las previsiones para el 2050 calculan que habrá más individuos por encima de los 65 años que por debajo de los 15.

Este aumento de la duración de vida viene acompañado por una serie de inconvenientes como por ejemplo, el aumento de enfermedades crónicas y un mayor tiempo en soledad de los ancianos. El principal objetivo de los profesionales de la salud es que la esperanza de vida vaya acompañada por una mayor esperanza de salud, y por lo tanto, de calidad de vida.

FACTORES QUE INTERVIENEN EN EL PROCESO DE ENVEJECIMIENTO

La velocidad de progresión del envejecimiento depende de factores modificables como los ambientales, psicológicos, sociales y los hábitos de vida y factores no modificables como los genéticos y los biológicos.

II.
CAMBIOS EN EL PROCESO DE ENVEJECIMIENTO

El paso del tiempo comporta de forma natural para todos los seres vivos un conjunto de modificaciones corporales que unidas a los cambios psicológicos y sociales precisan de una adaptación a esta nueva etapa de la vida y a sus limitaciones físicas.

CAMBIOS BIOLÓGICOS

Cambios en la piel

- Deshidratación, pérdida de firmeza y elasticidad.
- Disminución del número de melanocitos (células que contienen pigmento que colorean la piel) y aumento de su tamaño, de ahí que la piel tenga una apariencia más pálida y se produzca la aparición de manchas irregulares de tono oscuro en la piel.
- Aparición de cabellos blancos (canas).
- Disminución de la actividad de las glándulas sebáceas, lo que provoca que la piel sea más áspera.

Estos cambios provocan una alteración en la imagen física.

Cambios en la composición corporal

- Aumento del compartimento graso, con una redistribución de la grasa corporal, con tendencia a acumularse en el abdomen y a disminuir la grasa subcutánea de las extremidades. El porcentaje de grasa corporal promedio para las mujeres aumenta desde el 18-23% en la juventud hasta el 32% a partir de los 60 años y en el caso de los hombres, el porcentaje de grasa corporal aumenta desde el 15% en la juventud hasta el 25% a los 60 años.

- Pérdida de masa muscular (6,3% en cada década a partir de los 30 años) y como consecuencia pérdida de fuerza y menor autonomía.
- Disminución del contenido de agua total en el organismo (sobretodo del compartimento intracelular) que aumenta la susceptibilidad de deshidratación.
- Pérdida de masa ósea a causa de la desmineralización de los huesos, aumentando el riesgo de fracturas y osteoporosis y empeorando la capacidad funcional, sobre todo en las mujeres.
- Los órganos internos disminuyen su tamaño y peso con algunas excepciones como la próstata en los varones.

Cambios en la talla y en el peso corporal

- A partir de los 40-50 años se va reduciendo la estatura alrededor de 1 cm por década a causa del aplanamiento de las vértebras y de la curvatura de la columna vertebral (lordosis o cifosis).
- El peso corporal se estabiliza a partir de los 50 años y a partir de los 70 años empieza a disminuir. A partir de los 80 años la pérdida de peso involuntaria es indicador de mala salud y de muerte.

Cambios en el aparato locomotor

- Disminución del tono muscular.
- Disminución del tejido óseo (huesos más porosos, quebradizos y frágiles: osteoporosis, sobre todo en mujeres).
- Desgaste de las articulaciones (artrosis).
- Inflamación de las articulaciones (artritis).

Con la edad el tronco se vuelve más grueso y las extremidades más delgadas, se produce un aumento de la curvatura de la columna vertebral dando aspecto encorvado de la espalda, hay menor flexibilidad, mayor fragilidad ósea, disminución de la fuerza y arrastre de los pies al caminar.

Aumenta el riesgo de fracturas, sobre todo en la cadera. La rotura de los huesos tiene una curación más lenta, cosa que reduce la autonomía, genera dependencia y la necesidad de un cuidador. Provoca dificultad en la realización de las actividades de la vida diaria y aumenta la probabilidad de estado de ánimo negativo (baja autoestima, con sensación de inutilidad).

Además, la movilidad es dolorosa por la degeneración del cartílago que provoca que el roce de los huesos produzca dolor y rigidez.

Cambios en el aparato digestivo

- *Boca:*
  - Desgaste o pérdida de piezas dentales.

- Adelgazamiento de las encías.
- Disminución de la secreción de saliva que provoca sequedad de boca y cambios en su composición (se encuentra más viscosa y espesa).
- Alteraciones en el sistema neuromuscular de la cavidad bucal (descoordinación muscular, mejillas flácidas y protrusión mandibular).

Estos cambios influyen de forma directa en los hábitos alimentarios del anciano, provocan dificultad para la lubricación, masticación, degustación e ingesta de alimentos que lo llevan a realizar cambios en la elección de estos. Generalmente hay más tendencia a comer menos carne, frutas y verduras crudas porque su masticación es mucho más difícil, cosa que genera un desequilibrio en la dieta y carencia de nutrientes esenciales.

- *Estómago:*
  - Atrofia en la mucosa gástrica por disminución de la secreción ácido-péptica a causa de una disfunción en las células parietales.
  - Menor flexibilidad del fundus gástrico, mayor estimulación del antro, aumento de la secreción de colecistocinina y otros cambios hormonales que producen saciedad precoz.

Estos cambios provocan pérdida de hambre, digestiones más lentas y reducción del flujo sanguíneo intestinal que genera alteraciones en la absorción, gastritis (inflamación interna del estómago) y retraso en el vaciado gástrico.

- *Intestino:*
  - Las fibras musculares que activan los movimientos del tubo digestivo desde el estómago hasta los intestinos también pierden un poco la capacidad de contracción (disminución de la motilidad), y el tráfico de los alimentos se ve moderado, lo cual favorece la aparición de estreñimiento.

Cambios en el riñón

- Hay disminución del tamaño del riñón, de su flujo vascular y de la filtración de sangre.
- Pérdida de la capacidad de dilución del riñón y concentración de la orina.

Estos cambios reducen el funcionamiento renal en general.

Cambios en la continencia urinaria

- Reducción en la cantidad total de orina que pueden almacenar hasta tener la sensación de que necesitan evacuar.
- Retención de mayor cantidad de orina después de intentar vaciar.
- Sensación de que la vejiga debe ser vaciada hasta que está casi o completamente llena. Esto provoca que tenga poco o nada de tiempo para llegar al baño antes de producirse el escape.

La incontinencia la padecen tanto hombres como mujeres, aunque en estas es más probable a causa del estrés, al hacer esfuerzos (al estornudar, al reír, al inclinarse, al coger pesos,...) y como resultado del debilitamiento de los músculos de la pelvis. En los hombres, sin embargo, la incontinencia suele ser de urgencia, relacionada con la enfermedad de la próstata o vaciado incompleto de la vejiga.

Puede ser repentina y temporal o crónica y a largo plazo.

Las causas de la primera son, entre otras, la infección o la inflamación del tracto urinario, la infección o la inflamación de la próstata, la impactación de las heces debido a constipación severa, haciendo presión sobre la vejiga, los efectos secundarios de ciertos medicamentos como algunos diuréticos, tranquilizantes, fármacos para la tos y el catarro, histamínicos para alergias y antidepresivos, el incremento de la cantidad de orina debido al mal control de la diabetes, el reposo en cama durante la recuperación de cirugías y la confusión mental.

Las causas de la segunda incluyen la lesión de la espina dorsal, las anomalías anatómicas del tracto urinario, las anomalías neurológicas como la esclerosis múltiple o el accidente cerebrovascular, la debilidad del esfínter y de los músculos circulares de la vejiga que se encargan de abrirla y cerrarla debido a la cirugía vaginal en mujeres y en la próstata en hombres, el prolapso pélvico en las mujeres (la caída o deslizamiento de la vejiga, uretra o recto hacia el espacio vaginal asociada a embarazos y partos múltiples), el agrandamiento de la próstata en hombres, los espasmos en la vejiga, el cáncer en la vejiga, la depresión o la enfermedad de Alzheimer.

La incontinencia aumenta las infecciones del tracto urinario y afecta a la vida diaria del anciano ya que le causa angustia y vergüenza, por lo que se queda en casa.

Existen varios productos que pueden mejorar la calidad de vida del anciano como los pañales y la ropa interior especial para adultos. Su selección dependerá de la cantidad de orina perdida, el patrón de pérdida urinaria, la facilidad de uso, el coste económico, la comodidad, la capacidad para controlar los olores y la durabilidad.

Cambios en el sistema nervioso

Hay disminución del volumen del cerebro y la pérdida de neuronas, de espinas dendríticas, de sinapsis, etc. que conlleva a una reducción del pull neuronal asociado a modificaciones de la memoria, de la capacidad del aprendizaje, a un deterioro cognitivo secundario y a cambios en la percepción sensorial y órganos de los sentidos (gusto, olfato, vista, oído).

Con el paso del tiempo existe un enlentecimiento global de las funciones mentales acompañado de una pérdida de memoria reciente o a corto plazo, un aumento del tiempo de respuesta motora y una disminución de la capacidad de aprendizajes complejos.

El anciano tiene menor capacidad para recordar hechos recientes sin perder la capacidad de recordar los hechos pasados y lejanos.

Cambios en los sentidos

- *Disminución del gusto*. A partir de los 50 años se inicia el proceso de atrofia de las papilas gustativas disminuyendo la percepción del gusto, en especial, para los sabores más dulces o salados, lo que conduce al consumo de alimentos fuertemente sazonados o azucarados (esto es perjudicial para la salud, sobretodo en casos de hipertensión arterial o de diabetes).
- Con la edad se produce una *degeneración del nervio olfativo* (se atrofia y afecta el gusto) y una disminución de la agudeza visual, el cristalino se vuelve más denso, grueso y menos elástico de forma que pierde la capacidad de enfocar los objetos cercanos (presbicia).
  Los estímulos visuales y aromáticos intervienen directamente en la apetencia por los diferentes alimentos. El deterioro de la vista y el olfato disminuye la apetencia por la comida.
- El 30% de las personas mayores de 65 años sufren una *pérdida importante de la capacidad auditiva*. El anciano sufre una disminución de la capacidad para percibir tonos de alta frecuencia por la degeneración del aparato receptor del oído interno (presbiacusia o sordera del envejecimiento), cuanto más le gritas menos oye, entiende mejor las voces graves. Esto dificulta el poder seguir una conversación con normalidad. Aún así, este problema se suele solucionar colocando un audífono, aparato que amplifica los tonos más altos y mejora la audición y por lo tanto, la calidad de vida del anciano.
  Aunque de forma indirecta, el deterioro auditivo afecta a la alimentación del anciano que no puede oír las señales acústicas de muchos aparatos de la cocina como el microondas, la cafetera, la olla a presión, el horno, etc.

Todos estos cambios generan la pérdida de hambre, la disminución del placer por la comida, la necesidad de modificar las preferencias alimentarias y serias limitaciones para preparar y cocinar los alimentos.

Cambios en el aparato circulatorio

- El ventrículo izquierdo se hace progresivamente más grueso y menos elástico, los vasos sanguíneos reducen la capacidad de bombeo por latido del corazón y hay una pérdida progresiva de la fuerza de contracción.

- Las válvulas del corazón se vuelven más gruesas y rígidas, pierden elasticidad y requieren de más tiempo para cerrarse (esclerosis valvular).
- Se produce un aumento en la rigidez de las arterias, debido al aumento del grosor de la capa interna y a la pérdida de elasticidad (con independencia de la enfermedad arteriosclerótica).
- Mayor resistencia al paso de la sangre, aumentando generalmente la presión sanguínea.

Como consecuencia de estos cambios hay un menor bombeo del corazón con riesgo de fallo e insuficiencia cardíaca, estrechamiento y rigidez de los vasos sanguíneos que conlleva a una menor llegada de oxígeno y otros nutrientes a los tejidos cuando se necesita la máxima capacidad, menor capacidad de recuperación ante el estrés, menor afluencia de oxígeno a los tejidos del organismo que provoca que las personas mayores suelan fatigarse antes y con mayor intensidad al realizar actividades físicas y dificultades en la capacidad del sistema para distribuir la sangre por las células del cuerpo.

Cambios en el sistema endocrino

- Disminución de hormonas sexuales.
- Disminución de la eficacia de las glándulas sudoríparas.
- Alteración de las funciones homeostáticas (del control de la temperatura). Padecen una mala adaptación a las temperaturas externas de frío y de calor.

Cambios metabólicos

- El metabolismo basal disminuye del 10% al 20% entre los 30 y 75 años debido a la disminución de la masa muscular y la reducción de la actividad física.
- La distribución de la grasa en el abdomen aumenta el riesgo de enfermedades cardiovasculares (hipertensión arterial, dislipemias (el colesterol plasmático aumenta entre los 20 y los 50 años, y a partir de los 70 se estabiliza y va disminuyendo progresivamente), resistencia a la insulina: Síndrome metabólico).
- Disminución de la producción o la actividad de la enzima lactasa en el intestino delgado que provoca generalmente intolerancia a la lactosa.
- Mayor tendencia a hiperglucemia (aumento de glucemia en 1,5 mg/dl por cada decenio) y aparición de diabetes tipo 2, relacionada con el exceso de peso y sedentarismo.

Cambios en el aparato respiratorio

- El tórax se encuentra más rígido y menos móvil.
- Hay una disminución de la elasticidad pulmonar que conduce a una disminución de la capacidad vital (capacidad máxima de entrada de aire o la

cantidad de aire que entra y sale de los pulmones en niveles de esfuerzo máximo) y del volumen de reserva respiratorio.

- Debilitamiento y atrofia de los músculos responsables de la respiración (los bronquios se vuelven más rígidos).
- Disminución del volumen residual pulmonar (cantidad de aire que puede ser expirado durante un corto periodo de tiempo) y del consumo basal de oxígeno.

Estos cambios afectan a la capacidad de reserva, apareciendo la sensación de fatiga con mayor facilidad, provocan disnea y fatiga asociadas al esfuerzo (sensaciones que pueden aproximarse a la intensidad de un ataque de pánico) y en muchas ocasiones obligan al anciano a evitar la realización de actividades que le puedan ser agotadoras.

CAMBIOS PSICOLÓGICOS

Los expertos procuran diferenciar el envejecimiento psicológico según sus funciones y áreas: la personalidad, la capacidad intelectual, las funciones cognitivas, las funciones sensitivoreceptivas, la psicomotricidad, la capacidad para comunicarse o las funciones psicoafectivas.

Los cambios biológicos mencionados anteriormente provocan modificaciones y dificultades en la percepción del mundo por el anciano, de sí mismo y del entorno que le rodea, por lo tanto, también influyen en el funcionamiento psicológico.

Las funciones cognitivas incluyen todos los procesos por los que la persona recibe, almacena y utiliza la información de la realidad y de si mismo como la orientación, la percepción, la atención, la memoria, la fijación, etc.

Todos los cambios de estas funciones asociados a la edad modificarán las capacidades psicológicas fundamentales para la vida. Actualmente es posible intervenir sobre su desarrollo y en algunos casos se puede frenar y modificar, mejorando la calidad de vida del anciano.

Muchos de los ancianos (no todos), generalmente a partir de los 60 años, padecen un cierto declive en algunas de las funciones relacionadas con el rendimiento intelectual.

En relación a la edad, primero hay que diferenciar entre la memoria primaria y la secundaria. La primera se entiende como un almacén transitorio de la información, con una capacidad limitada y considerada como el centro de la atención consciente. La segunda constituye el almacén permanente de información, con una capacidad ilimitada y a la que se transfiere la información procedente de la memoria primaria.

Con la edad, la memoria primaria no tiende a deteriorarse a excepción de la rapidez en la que se recoge la información. Sin embargo, la memoria secundaria se suele ver seriamente afectada.

La pérdida de memoria genera un efecto psicológico negativo acompañado de preocupaciones y quejas.

El anciano también padece modificaciones afectivas: personalidad (con la edad algunos de los rasgos que nos han caracterizado durante toda nuestra vida parecen salir a relucir con más fuerza en función de la salud física y mental, situación de vida e interacciones familiares actuales y pasadas), emociones o afectividad (sentimientos de inutilidad y de impotencia ante situaciones como pérdidas de amigos, familiares, trabajo o salud) y motivación (influenciada por el entorno y ligada a la capacidad de mantener actividades satisfactorias o no).

Principales trastornos psicopatológicos en la vejez

Trastorno bipolar II: Especificador de la gravedad.

Depresión: es un estado de abatimiento e infelicidad, que puede ser transitorio o permanente. El paciente se siente derribado, socavado en su potencialidad, debilitada su base de sustentación afectiva, desplazado su eje de acción usual, desganado, hipoérgico.

En los ancianos puede presentarse tras momentos críticos como la pérdida de algún ser querido o la jubilación.

Especificar la gravedad si se cumplen todos los criterios para un episodio del estado de ánimo: leve, moderada, grave. Actualizado Especificar la gravedad si se cumplen todos los criterios para un episodio de depresión mayor: leve, moderada, grave.

Especificar la gravedad actual: La gravedad se basa en el número de síntomas del criterio, la gravedad de los síntomas y el grado de discapacidad funcional. Leve: Pocos o ningún síntoma más que los necesarios para cumplir los criterios diagnósticos están presentes, la intensidad de los síntomas causa malestar pero es manejable y los síntomas producen poco deterioro en el funcionamiento social o laboral. Moderada: El número de síntomas, la intensidad de los síntomas y/o el deterioro funcional están entre los especificados para *leve* y *grave*. Grave: El número de síntomas supera notablemente a los necesarios para hacer el diagnóstico, la intensidad de los síntomas causa gran malestar y no es manejable, y los síntomas interfieren.

Manía: en los ancianos se caracteriza por irritabilidad, agitación, menor necesidad de dormir, verborrea, sentimiento de grandeza o falta de adaptación al proceso de envejecimiento.

Descenso transitorio del estado anímico, acompañado muchas veces de quejas somáticas, disminución del rendimiento intelectual, de la autoestima, etc. notablemente en el funcionamiento social y laboral.

Especificar la gravedad actual del episodio maníaco: La gravedad se basa en el número de síntomas del criterio, la gravedad de los síntomas y el grado de discapacidad funcional. Leve: El episodio maníaco cumple un número mínimo de síntomas del criterio. Moderada: Aumento muy notable de actividad o alteración del juicio. Grave: Es necesaria una supervisión casi continua con el fin de evitar lesiones físicas a uno mismo o a terceros. *Especificar la gravedad actual del episodio de depresión mayor:* La gravedad se basa en el número de síntomas del criterio, la gravedad de los síntomas y el grado de discapacidad funcional. Leve: Pocos o ningún síntoma más que los necesarios para cumplir los criterios diagnósticos están presentes, la intensidad de los síntomas causa malestar pero es manejable y los síntomas producen poco deterioro en el funcionamiento social o laboral. Moderada: El número de síntomas, la intensidad de los síntomas y/o el deterioro funcional están entre los especificados para *leve* y *grave*. Grave: El número de síntomas supera notablemente los necesarios para hacer el diagnóstico, la intensidad de los síntomas causa gran malestar y no es manejable, y los síntomas interfieren notablemente en el funcionamiento social y laboral.

Trastornos neurocognitivos.

Estos trastornos substituyen a los cognitivos, del antiguo DSM IV (olvido benigno, demencia, delirio-confusión, ansiedad, hipocondría, neurosis obsesivo-compulsivo, neurosis fóbica e histérica).

El *Manual diagnóstico y estadístico de las enfermedades mentales* (DSM) de la *Asociación Americana de Psiquiatría* (APA) en la cuarta edición revisada (DSM-IV-TR) presenta criterios diagnósticos en la misma línea que los de la CIE-10 en cuanto al foco en el *paradigma cognitivo*. Así, el primordial déficit mnésico debe acompañarse de alteraciones afásicas, apráxicas, agnósicas o en las funciones ejecutivas y provocar un deterioro en el funcionamiento habitual para considerarse como demencia. También en esta clasificación los síntomas psiquiátricos obtienen escasa relevancia. El DSM-5 ha cambiado sus criterios con respecto a la versión anterior. Al ser una clasificación de enfermedades tampoco incluye los estadios preclínicos, pero sí contempla un estadio patológico predemencia al estilo del deterioro cognitivo leve de Petersen. Se introduce el concepto de *trastorno neurocognitivo*, que ocupa el lugar de los *trastornos mentales orgánicos* de ediciones anteriores. Así, los trastornos neurocognitivos se dividirán en tres *categorías*: delirium, trastorno neurocognitivo menor y trastorno neurocognitivo mayor. Los dominios sintomáticos estudiados para el diagnóstico serán: atención, función ejecutiva, aprendizaje, memoria, lenguaje, funciones visuoperceptivas y visuoconstructivas y cognición social. El trastorno neurocognitivo mayor y el menor se diferencian en función de la intensidad de los síntomas y su repercusión en la funcionalidad del paciente.

Las tablas I y II muestran los criterios diagnósticos de los trastornos neurocognitivos menor y mayor, respectivamente, y la tabla III, las diferencias entre ambos trastornos. El DSM-5 incluye distintos subtipos etiológicos dentro de su clasificación de trastornos neurocognitivos.

Actualmente se han publicado dos *criterios* que han ocasionado ponerse al día del diagnóstico de la demencia y la EA. Son los criterios de Dubois et al.

Ansiedad: Caracterizada por la hiperactividad vegetativa que se manifiesta con taquicardia, taquipnea, dilatación pupilar, sensación de ahogo, temblores en las extremidades, sensación de pérdida de control o del conocimiento, transpiración, rigidez muscular, debilidad muscular, alteraciones del sueño (insomnio), inquietud motora, dificultades para la comunicación, pensamientos negativos yobsesivos, etc.

Tabla I. Criterios diagnósticos propuestos en el DSM-5 para trastorno neurocognitivo menor.

A. Evidencia de un declive cognitivo modesto desde un nivel previo de mayor desempeño en uno o más de uno de los dominios cognitivos referidos: 1. Preocupación del individuo, de un tercero informado o del facultativo con respecto a un declive modesto en las funciones cognitivas 2. Declive en el desempeño neuropsicológico, implicando un desempeño en los tests del rango de una a dos desviaciones estándares por debajo de lo esperado en la evaluación neuropsicológica reglada o ante una evaluación clínica equivalente
B. Los déficits cognitivos son insuficientes para interferir con la independencia (p. ej., actividades instrumentales de la vida diaria, tareas complejas como manejo de medicación o de dinero), pudiendo ser preciso esforzarse más, utilizar estrategias compensatorias o hacer una acomodación para mantener la independencia
C. Los déficits cognitivos no ocurren exclusivamente en el contexto de un *delirium*
D. Los déficits cognitivos no son atribuibles de forma primaria a la presencia de otros trastornos mentales (p. ej., trastorno depresivo mayor, esquizofrenia)

Tabla II. Criterios diagnósticos propuestos en el DSM-5 para trastorno neurocognitivo mayor.

A. Evidencia de un declive cognitivo sustancial desde un nivel previo de mayor desempeño en uno o más de los dominios cognitivos referidos:
   1. Preocupación del individuo, de un tercero informado o del facultativo con respecto a un declive sustancial en las funciones cognitivas
   2. Declive en el desempeño neuropsicológico, implicando un desempeño en los tests del rango de dos o más desviaciones estándares por debajo de lo esperado en la evaluación neuropsicológica reglada o ante una evaluación clínica equivalente

B. Los déficits cognitivos son suficientes para interferir con la independencia (p. ej., requieren asistencia para las actividades instrumentales de la vida diaria, tareas complejas como manejo de medicación o dinero)

C. Los déficits cognitivos no ocurren exclusivamente en el contexto de un *delirium*

D. Los déficits cognitivos no son atribuibles de forma primaria a la presencia de otros trastornos mentales (p. ej., trastorno depresivo mayor, esquizofrenia)

Tabla III. Diferencias entre trastorno neurocognitivo menor y mayor propuestas en el DSM-5.

	Trastorno neurocognitivo menor	Trastorno neurocognitivo mayor
Preocupación del paciente u otros por su cognición	Declive modesto en las funciones cognitivas	Declinar sustancial en las funciones cognitivas
Rendimiento en tests neuropsicológicos	De una a dos desviaciones estándares por debajo de lo esperado	Dos o más desviaciones estándares por debajo de lo esperado
Autonomía	La alteración es insuficiente para afectar la autonomía	La alteración es suficiente para afectar las actividades instrumentales habituales

Tabla IV. Subtipos de trastornos neurocognitivos según el DSM-5.

Trastorno neurocognitivo debido a enfermedad de Alzheimer
Trastorno neurocognitivo vascular
Trastorno neurocognitivo frontotemporal
Trastorno neurocognitivo debido a traumatismo craneoencefálico
Trastorno neurocognitivo debido a demencia por cuerpos de Lewy
Trastorno neurocognitivo debido a enfermedad de Parkinson
Trastorno neurocognitivo debido a infección por el virus de inmunodeficiencia humana
Trastorno neurocognitivo inducido por sustancias
Trastorno neurocognitivo debido a enfermedad de Huntington
Trastorno neurocognitivo debido a enfermedad priónica
Trastorno neurocognitivo debido a otra condición médica
Trastorno neurocognitivo no clasificado en otro lugar

Tabla V. Criterios diagnósticos de enfermedad de Alzheimer probable de Dubois et al [13]: reúne los criterios de A más al menos uno de B, C, D o E.

Criterio principal	A. Presencia un trastorno de memoria episódica inicial y significativo que incluya las siguientes características: 1. Pérdida de memoria progresiva y gradual durante al menos seis meses comunicada por el paciente o un informador fiable 2. Objetivar mediante tests neuropsicológicos la pérdida de memoria episódica. Normalmente consiste en recoger fallos de reconocimiento que no mejoran o no se normalizan con claves 3. El defecto de memoria episódica puede ser aislado o asociarse a otras alteraciones cognitivas
Características adicionales	B. Presencia de atrofia en el lóbulo temporal medial: Pérdida de volumen del hipocampo, la amígdala y la corteza entorrinal, evidenciada por resonancia magnética utilizando medidas visuales directas o por técnicas de volumetría
	C. Alteraciones de biomarcadores en líquido cefalorraquídeo: Disminución de $A\beta_{42}$ o aumento de la concentración de tau total o tau fosforilada, o combinaciones de ellos Otros posibles marcadores futuros
	D. Alteraciones características de neuroimagen funcional con tomografía por emisión de positrones: Hipometabolismo de glucosa bilateral en regiones temporales y parietales Otras alteraciones con radioligandos que sean validadas tal y como se prevé con el compuesto B de Pittsburgh (PIB) o el FDDNP
	E. Evidencia de una mutación autosómica dominante en un familiar de primer grado

Ideas obsesivo-compulsiva: Caracterizada por pensamientos (ideas) (nome va a salir bien, yo no valgo para eso,...) y/o conductas repetitivas y persistentes (cerrar la llave del gas, cerrar la puerta, lavarse las manos, excesivo perfeccionismo y preocupación por el orden, etc.), que la persona reconoce en algún momento que son excesivas o irracionales y por ello intenta ignorarlas y eliminarlas de la mente. Estas producen un intenso malestar, gran pérdida de tiempo, o una interferencia significativa con la rutina habitual, con su funcionamiento profesional, con sus actividades sociales habituales, o con sus relaciones con los demás.

Fobias: Se caracteriza por una conducta de huida de los estímulos discriminatorios que generan ansiedad. La persona teme, anticipadamente, de forma irracional y excesiva la presencia del estímulo (puede ser ver la sangre, algún animal, algún lugar, miedo a salir solo a la calle,...) y lo evita o lo soporta con gran malestar.

CAMBIOS SOCIALES

La jubilación es una de las etapas más importantes en los últimos años de vida del ser humano y, para la mayoría, supone un gran esfuerzo de adaptación. En la mayor parte de los ancianos viene unida a la pérdida de responsabilidad familiar, la disminución del poder adquisitivo, la aparición de un sentimiento de aislamiento social y la pérdida del prestigio social y para muchos, supone el comienzo de su final (trauma). El anciano pierde el contacto con sus compañeros del trabajo y debe reestructurar su vida en todos los niveles, provocando la aparición de conflictos personales. En ocasiones el anciano precisa de cuidados constantes por parte de su familia o de un cuidador y la relación afectiva puede verse deteriorada.

Sin embargo, para otros muchos, esta etapa más de la vida no es tan negativa (no supone ninguna crisis) y deciden vivirla con total armonía y satisfacción, dedicándola a realizar sus sueños (viajar, estudiar, realizar talleres varios, etc.).

Los factores que favorecen una adaptación positiva a la vejez son la actividad, los recuerdos positivos, la libertad de estilos de vida, las actitudes realistas sobre los cambios físicos y psíquicos, la aceptación de uno mismo, la participación continuada en actividades gratificantes, la aceptación por parte del grupo social, la salud y la economía suficientes, la falta de preocupaciones, la participación en algún tipo de grupo-comunidad, las relaciones intergeneracionales, el mantener intereses variados y la habilidad para disfrutar.

Por el contrario, los factores que producen una peor adaptación a la vejez son el poco interés en el mundo de hoy, la retirada a un mundo de fantasía, el poco contacto social, la falta de energía y de participación, el aislamiento en instituciones fuera del entorno, las preocupaciones constantes y la vuelta al pasado o reminiscencia patológica.

III.
RELACIÓN ENTRE ALIMENTACIÓN Y ENVEJECIMIENTO SALUDABLE

El estilo de vida, la alimentación, la actividad física y el consumo de drogas o medicamentos influyen en el proceso de envejecimiento y en la prevención de muchas enfermedades crónicas que deterioran el estado de salud. Una ingesta adecuada de alimentos durante la vejez es básica para conservar la actividad corporal y mental, mejorando la calidad de vida del anciano.

Para prevenir enfermedades la alimentación debe poseer las siguientes *características:*

- Contener aceite de oliva como principal fuente de grasas (no utilizar mantequilla para cocinar).
- Tener un aporte elevado de lácteos.
- Ser abundante en alimentos ricos en fibra dietética: legumbres, cereales integrales, frutas y verduras (frescas o cocidas).
- Incluir frutos secos sin procesar.
- Tener un aporte frecuente de pescados (tanto blancos como azules).
- Tener un escaso aporte de carnes rojas.
- Utilizar preparaciones culinarias bajas en grasa.

Entre las afecciones más frecuentes relacionadas con los hábitos alimentarios (por exceso o por defecto) en las personas de edad avanzada se encuentran la malnutrición proteicoenergética, la obesidad, las enfermedades cardiovasculares, la diabetes, ciertos tipos de cáncer, la osteoporosis y las carencias de vitaminas y de minerales.

Malnutrición

Es uno de los problemas más frecuentes en la vejez, un estudio realizado en España revela que el 3% de los ancianos que viven en su domicilio presentan malnutrición, aumentando esta cifra hasta el 7% si están institucionalizados, siendo las mujeres, los sujetos con menores ingresos y aquellos de mayor edad son los más afectados.

Se caracteriza por una pérdida importante de peso (una disminución superior al 10% en menos de 6 meses se asocia a un deterioro significativo de las funciones orgánicas), pérdida de masa grasa y masa muscular, problemas de coagulación sanguínea, anemia, fatiga, falta de apetito, dolor en las articulaciones, mala recuperación de fracturas, mala cicatrización de las heridas, etc. que limita la calidad de vida y aumenta la morbilidad y la hospitalización.

La desnutrición en ancianos y sus consecuencias

Los adultos mayores son considerados por los expertos como uno de los grupos más vulnerables de sufrir problemas nutricionales (Montejano, Ferrer, Marín, Martínez, Sanjuan y Ferrer), uno de los grandes síndromes geriátricos que acontecen en las personas mayores es la desnutrición, su incidencia es alta en todos los países siendo un reto para la sostenibilidad de sus sistemas sanitarios. Este síndrome geriátrico es un proceso patológico complicado y frecuente, la cual deteriora la calidad de vida y la salud de los ancianos.

Una ingesta baja en energía conlleva un déficit importante en proteínas y micronutrientes y es el primer paso para el desarrollo de una desnutrición. En el caso de las patologías óseas, un adecuado estado nutricional en proteínas, calcio y vitamina D se relaciona con un contenido adecuado de masa magra, que se refleja en una mayor fuerza muscular y mejor capacidad funcional y una mayor densidad ósea, factores que pueden reducir el riesgo de caídas y fracturas de origen osteoporótico (Ruiz y Artacho).

Un estudio de Tarazona, et al., muestra que la malnutrición en el paciente geriátrico se asocia a un deterioro de la condición física general, la funcionalidad, alteraciones del estado inmunitario, agravación de procesos infecciosos, descompensación y complicaciones de las patologías sufridas y, en general, un aumento de la morbimortalidad, convirtiéndose en un problema de salud pública mundial con un gran coste social, personal y sanitario (Montejano, et al). La malnutrición se relaciona con una mayor prevalencia de infecciones, aparición de úlceras por presión y retraso en la cicatrización de heridas, una disminución del rendimiento intelectual, una reducción del apetito, mayor estancia hospitalaria y un aumento de la mortalidad. Así, la desnutrición afecta tanto a la esperanza de vida como a la calidad de esta, correlacionándose, además, con la morbilidad asociada, a pesar de que el riesgo de malnutrición es mayor que la actual prevalencia de desnutrición en pacientes geriátricos.

Los pacientes malnutridos tienen el doble de necesidades, por lo tanto, tienen un mayor consumo de recursos, en comparación a los no malnutridos. En otras palabras, duplican el número consultas médicas, a la enfermera, al propio hospital, tanto al servicio de urgencias como a los servicios clínicos. etc., Actualmente se ha dimensionado este consumo cuantificando un incremento del coste del 34% cuando se refiere a las consultas del médico de cabecera o las admisiones hospitalarias o a las prescripciones farmacológicas (García, et al).

El anciano institucionalizado

El envejecimiento de la población trae cambios sociodemográficos, uno de los cambios sociales que se puede ver es que el número de ancianos institucionalizados también se ha visto incrementado en los últimos años, hoy en día un 4% de los ancianos viven en residencias, estas se caracterizan por tener sobre los 80 años y ser mujeres principalmente.

Según un estudio de revisión sistemática realizado en 12 países en el 2010 demostró que los adultos mayores institucionalizados el riesgo de malnutrición oscila entre un 41,2% y un 53,4% y la malnutrición entre un 13,8% y un 50,5%; sin embargo, para aquellos que viven en su domicilio la prevalencia es menor, hallando un 31,9% de riesgo de malnutrición y un 5,8% de malnutrición (Kaiser, Bauer, Rämsch, Uter, Guigoz, Cederholm, et al). Por lo tanto, la prevalencia de malnutrición o el riesgo de padecerla, en el adulto mayor, varía según el grado de autonomía y el lugar donde vive. En residencias hay unos 113.000 ancianos desnutridos en (7.500.000 ancianos en España, un 3% de ellos institucionalizados y con una prevalencia de desnutrición del 50%) (García, et al).

Un estudio de Jiménez, et al., en Cantabria, España refiere que la prevalencia de malnutrición oscila desde un 3-5% entre las personas mayores que viven en su domicilio hasta cifras superiores al 60% en ancianos institucionalizados. Lo cual se ratifica con otro estudio de Méndez, et al., en que la prevalencia de malnutrición es de 3 y un 7% en caso de población no institucionalizada; si hablamos de población institucionalizada ese porcentaje asciende hasta un 30-60%, siendo la mayoría de los estudios realizados en ancianos mayores de 80 años.

Según Montejano, et al., muchos de los problemas nutricionales de este colectivo podrían ser solucionados mediante una adecuada y temprana valoración nutricional. En ella, y en un primer paso, se deben identificar y cuantificar tanto las causas como las consecuencias de la malnutrición, con el fin de estimar si la persona puede beneficiarse o no de un tratamiento nutricional.

Valoración geriátrica integral

El paciente geriátrico presenta características particulares que hacen necesario un abordaje diferente del que usualmente se emplea para evaluar a la población adulta en general. Dentro de ellas cabe resaltar no solo los aspectos propios del envejecimiento fisiológico, con un progresivo declive de la funcionalidad de órganos y sistemas (Domínguez y García).

La valoración geriátrica integral se define como un proceso diagnóstico multidimensional e interdisciplinario, diseñado para identificar y cuantificar los problemas físicos, funcionales, psíquicos y sociales que pueda presentar el anciano. El objetivo de la valoración es diseñar un plan individualizado de actuación preventiva, terapéutica o rehabilitadora, con el fin de lograr el mayor grado de independencia o la mejor calidad de vida del anciano (Domínguez y García). La valoración geriátrica integral utiliza instrumentos para la valoración tanto clínica, como nutricional, cognitiva, afectiva, funcional y psicosocial que facilitan la detección de problemas y su evolución. Estas escalas incrementan la objetividad y ayudan a la replicación de la valoración, también ayudan a la comunicación y el entendimiento entre los distintos profesionales que atienden al paciente.

Valoración de la integridad nutricional

Una de las aristas de la valoración geriátrica integral es la valoración de la integridad nutricional, justificado por el elevado porcentaje de problemas nutricionales fundamentalmente en hospitales e instituciones, y donde la intervención nutricional puede mejorar sustancialmente el estado de salud disminuyendo las complicaciones y la morbilidad que conlleva el envejecimiento.

Se define como desnutrición el estado de deficiencia calórica, proteica o de otros nutrientes específicos que producen un cambio cuantificable en la función corporal y se asocian con un empeoramiento en la evolución de las enfermedades (Méndez, et al).

También es relevante en el mantenimiento de un correcto funcionamiento de los distintos órganos, sistemas corporales y de un estado de salud satisfactorio, además de su importante papel en la preservación de la autonomía y su trascendental contribución en la curación de enfermedades (Domínguez y García, 2014). Existen diferentes fórmulas instrumentos de valoración nutricional el más ha evolucionado y probablemente el más utilizado en personas mayores es el Mini Nutritional Assessment (MNA) (Guigoz, Vellas y Garry).

En el estudio de Salvà, en el 2012, muestra como el MNA ha ayudado a comprender la importancia del estado nutricional al haberse correlacionado con muchos indicadores pronósticos y de uso de recursos como: predicción de desnutrición proteico-energética, mortalidad hospitalaria en agudos y media estancia, institucionalización, estancia media, nivel funcional para las actividades de la vida diaria, polifarmacia, severidad del deterioro cognitivo, etc., aunque algunos autores han sugerido que realmente se trata de un instrumento para detectar a personas frágiles que tienen mayor riesgo para padecer eventos adversos de salud.

Para que se pueda realizar una correcta valoración del estado nutricional los profesionales de la salud es necesario los conocimientos para mediciones antropométricas, las cuales son muy útiles, fáciles de obtener, además de económica, sobre todo cuando se aplica a poblaciones de ancianos sanos; incluye peso, talla, índice de masa corporal, diámetro de pantorrilla y braquial, los cuales deben ser considerados en el contexto del paciente y de acuerdo con su edad y sexo (Domínguez y García).

Valoración funcional

La relevancia de la valoración funcional radica en que se ha observado que los adultos mayores con alteraciones en la funcionalidad tienen mayor probabilidad de ser institucionalizados, hay aumento de la mortalidad y mayor consumo de recursos, e incluso puede predecir futuras discapacidades. Se estima que 25% de los mayores de 65 años y 50% de aquellos mayores de 85 años requieren ayuda en sus actividades básicas de la vida diaria, razón por la cual la capacidad funcional debe ser interrogada y evaluada en estos pacientes (Domínguez y García).

La valoración funcional incluye tres *componentes:* actividades básicas de la vida diaria (ABVD), actividades instrumentales de la vida diaria (AIVD) y capacidad de movilidad. Las actividades básicas de la vida diaria hacen referencia a todas aquellas actividades indispensables para la supervivencia (sólo quedan por debajo de ellas las funciones vegetativas): bañarse, vestirse, arreglo personal, continencia urinaria, movilización y alimentación; mientras que las actividades instrumentales de la vida diaria son aquellas necesarias para vivir de manera independiente y están influenciadas por el contexto social y cultural de la persona; incluyen tres áreas: labores domésticas (lavado de ropa, cocina, aseo), actividades asociadas con el uso de transporte y compras, y actividades cognoscitivas (uso de teléfono, manejo de dinero, administración de medicamentos) (Domínguez y García).

El propósito de la valoración funcional es la detección, cuantificación e identificación de las fuentes de la disminución de la capacidad funcional. La valoración funcional debe proporcionar una medida de resultados al comparar los cambios en función del tiempo y su relación con eventos (de salud y otros). Del mismo modo, debe guiar la toma de decisiones, teniendo en cuenta la capacidad funcional global y la calidad de vida en la elección de alternativas terapéuticas y en el uso eficiente de recursos de salud y sociales. Para la valoración de las actividades básicas se han propuesto diferentes escalas, dentro de las cuales el índice de Barthel es el más reconocido y empleado en la actualidad para medir la evolución de sujetos con procesos neuromusculares y musculoesqueléticos crónicos. Este índice consta de diez parámetros que miden las ABVD; su elección se realizó de forma empírica según la opinión de médicos, enfermeras y fisioterapeutas (Domínguez y García).

De acuerdo con las consideraciones realizadas previamente, vemos que la desnutrición en las personas mayores es un hecho de gran repercusión social, que influye de forma directa en el estado de salud de la población anciana y cuya prevalencia aumenta en los ancianos institucionalizados. La OMS señala a la población geriátrica como la más vulnerable en el ámbito nutricional. Por tanto, se considera fundamental detectar aquellos casos de desnutrición o riesgo de desnutrición para así poder abordarlos o prevenirlos con programas de intervención nutricional, para esta valoración es muy importante la utilización de instrumentos validados y fiables como el *Mini Nutritional Assessment* (MNA) el cual es recomendado por la *European Society for Parenteral and Enteral Nutrition* (ESPEN) para la valoración del estado nutricional de la población geriátrica.

Por todo lo expuesto se considera de interés estudiar el estado nutricional de los ancianos institucionalizados, ya que son pocos los estudios de desnutrición en España en el ámbito de las residencias de ancianos y así se podrá aportar más evidencia científica en este campo.

Obesidad

Los diferentes cambios en la composición corporal (disminución de masa muscular y aumento de masa grasa) unidos a la disminución de ejercicio físico y a unos hábitos alimentarios inadecuados (ingesta excesiva de alimentos ricos azúcares simples y grasas saturadas y el aporte insuficiente de frutas, verduras, cereales integrales y legumbres) originan la ganancia de tejido adiposo. La obesidad es un factor de riesgo significativo para la hipertensión arterial, la enfermedad coronaria, la enfermedad cerebrovascular, la artrosis, las enfermedades de la vesícula biliar, la diabetes y determinados tipos de cáncer.

Enfermedades cardiovasculares

Una ingesta excesiva de calorías totales, de grasas saturadas y de colesterol con un defecto de fibra dietética y antioxidantes influye de manera determinante en la aparición de enfermedades cardíacas. En España, estas enfermedades representan la primera causa de muerte y para su prevención es fundamental la promoción de una dieta equilibrada y de ejercicio físico tres veces en semana durante 30 minutos.

Diabetes

La incidencia de diabetes aumenta con la edad con una prevalencia aproximada del 10% para la década de los 60-70 años, 12% entre los 70 y 80 años y 17% por encima de los 80 años.

Los pilares del tratamiento en el anciano son como en el resto de diabéticos, la dieta, el ejercicio físico, la medicación y la educación sobre diabetes.

Cáncer

La mayoría de cánceres como el de colon, de estómago y de próstata, por ejemplo, aparecen en la edad avanzada, a partir de los 60 años aproximadamente.

El aumento de la esperanza de vida, la exposición prolongada a compuestos cancerígenos y la disminución del sistema inmunológico asociado al envejecimiento aumentan el riesgo de cáncer en las personas ancianas.

En los países industrializados el cáncer es el responsable del 25% de las muertes y en muchos casos la dieta puede tener un papel preventivo. Una ingesta excesiva de grasas saturadas, de alcohol o de alimentos ricos en nitratos y aflatoxinas y baja en fibra dietética y antioxidantes se asocia a un mayor riesgo de cáncer.

Osteoporosis

La osteoporosis es una enfermedad común en los seres humanos, caracterizado por una baja masa ósea, el deterioro del tejido óseo y la desorganización de la arquitectura ósea, cuando la fortaleza del hueso está comprometida, así como un aumento en el riesgo de fractura.

Se trata de un problema socioeconómico mundial con enorme impacto en la salud pública y en la calidad de vida de los ancianos, con una severidad y una frecuencia cada vez mayores debido al progresivo envejecimiento de la población mundial. La salud de los huesos depende de los genes, el nivel hormonal, la actividad física y la alimentación, entre otros factores.

La osteoporosis es una enfermedad en la cual los huesos se debilitan y son más propensos a romperse. Esta condición puede causar dolor, dificultad para respirar, pérdida de independencia e incluso la muerte cuando se producen complicaciones de algunas fracturas. La rotura de los huesos puede ser causada por caídas menores o en casos graves por una acción simple como estornudar o darse un golpe contra un mueble.

La osteoporosis es una enfermedad progresiva crónica de origen multifactorial. Es la enfermedad metabólica ósea más común a nivel mundial. Se ha reconocido con mayor frecuencia en mujeres caucásicas de edad avanzada, aunque también prevalece en hombres y mujeres de todas las razas y todos los grupos de edad. Esta enfermedad se considera un *ladrón silencioso* que no se hace clínicamente evidente hasta que se produce una fractura. La selección de las poblaciones en riesgo es esencial.

A cierta edad, la masa ósea tiende a disminuir debido a una variedad de factores. La osteoporosis u osteopenia, que es un signo de alerta temprana, indica un desequilibrio en la señal de remodelación. Demasiado hueso se descompone y poco hueso nuevo se construye en proporción.

Según la OMS, la osteoporosis es la clasificación diagnóstica definida por la densitometría ósea (DMO) en la cadera o la columna lumbar inferior o igual a 2,5 desviaciones estándar por debajo de la media de una población de referencia de jóvenes adultos.

Antecedentes

En la década de 1930, la osteoporosis se convirtió en objeto de estudio por el médico estadounidense Fuller Albright durante su estancia en Alemania. En los años cuarenta, Albright importó su interés por la osteoporosis de Alemania a Estados Unidos. En la literatura médica, la osteoporosis se presenta actualmente como un problema global de salud pública, que ya se ha propuesto como la enfermedad del siglo XXI.

La osteoporosis es un trastorno esquelético caracterizado por la disminución de la masa ósea, lo que lleva a un mayor riesgo de fractura de cadera, columna vertebral y muñeca, entre otras partes del esqueleto. Las fracturas de cadera son además percibidas como causantes de mortalidad entre los ancianos. Con una longevidad creciente en la población mundial, la comprensión de la degeneración morfológica en la osteoporosis requiere conocimiento de los procesos de remodelación. Estos procesos son conducidos por células especializadas en reabsorber hueso (osteoclastos) y células formadoras de hueso (osteoblastos).

En cuanto a las fracturas producidas por osteoporosis, las más comunes son las fracturas osteoporóticas en la cadera, la columna vertebral, el antebrazo y el húmero. Hay grandes variaciones en la incidencia de fracturas osteoporóticas entre y dentro de los países, la causa es desconocida, pero sí se asocian con la prosperidad económica. La osteoporosis causa más de 8,9 millones de fracturas anualmente en todo el mundo y más de un tercio de todas las fracturas osteoporóticas ocurren en Europa. Las fracturas osteoporóticas en Europa causan más discapacidad de lo que causa la cardiopatía hipertensiva o la artritis reumatoide. El hecho de aumentar la longevidad en muchos países se relaciona con el incremento del número de fracturas osteoporóticas. El número de fracturas osteoporóticas está aumentando en muchos países, no existe tal correlación con la edad y sexo.

El proceso de remodelación comienza con la aparición de osteoclastos. Son células multinucleadas que se forman por fusión de precursores mononucleares de origen hemotopoyético. En el hueso normal, la formación ósea y la resorción ósea son procesos estrechamente relacionados que intervienen en el remodelado normal del hueso. En la osteoporosis, la tasa neta de resorción ósea excede la tasa de formación de hueso, lo que resulta en una disminución de la masa ósea. En las mujeres, la actividad de los osteoclastos aumenta debido a la disminución del estrógeno después de la menopausia. Los hombres con testosterona prematuramente disminuida también pueden tener actividad osteoclástica aumentada.

Estos cambios dan como resultado una pérdida neta de hueso. La cantidad de hueso disponible para el soporte mecánico del esqueleto cae por debajo del umbral de fractura y se puede sufrir una fractura con poco o ningún traumatismo.

El mecanismo por el que los osteoclastos eliminan el tejido óseo, es a través de la eliminación de su matriz mineralizada, rompiendo el hueso orgánico (90% de colágeno). Este proceso se conoce como *resorción ósea*. Los osteoblastos fueron descubiertos por Kolliker en 1873. Son activos sobre todo en la superficie del hueso esponjoso y en el hueso cortical. Los osteoblastos son las células que crean el tejido óseo que depositan los minerales. El proceso de resorción / eliminación es más rápido que la colocación de hueso nuevo por los osteoblastos, por lo que un aumento en la formación ósea y remodelación en general, resulta en una pérdida de masa ósea. El uso de fármacos glucocorticoides y otras condiciones fisiológicas tales como trastornos inflamatorios crónicos y problemas hormonales tiroideos, pueden contribuir al riesgo de fractura ósea.

La osteoporosis es una enfermedad esquelética sistémica caracterizada por una baja masa ósea y un deterioro microarquitectónico del tejido óseo, con un consiguiente aumento de la fragilidad ósea. La enfermedad a menudo no se vuelve clínicamente aparente hasta que se produce una fractura. Muchas personas, tanto hombres como mujeres, experimentan dolor, discapacidad y disminución de la calidad de vida como resultado de tener esta condición. La carga económica que la enfermedad impone crece a medida que la población envejece.

Es una enfermedad prevenible que puede resultar en devastadoras consecuencias físicas, psicosociales y económicas. La prevención y el reconocimiento de las causas secundarias de la osteoporosis son medidas de primera línea para disminuir el impacto de la enfermedad.

Tipos de osteoporosis

Osteoporosis primaria

La osteoporosis primaria se presenta en pacientes en los que no se puede identificar una causa secundaria de osteoporosis, incluida la osteoporosis juvenil e idiopática. La osteoporosis primaria se subdivide en osteoporosis posmenopáusica (tipo I) y asociada a la edad o senil (tipo II). La osteoporosis juvenil ocurre en niños o adultos jóvenes de ambos sexos. La osteoporosis de tipo I (posmenopáusica) se da en mujeres de 50 a 65 años. Se caracteriza por una fase de pérdida ósea a partir del hueso trabecular. Las fracturas del antebrazo distal y los cuerpos vertebrales son comunes. La pérdida ósea posmenopáusica es el resultado de un aumento de la deserción ósea relacionado con la reducción de la producción de estrógenos. Aproximadamente 10 a 15 años después de la menopausia, el metabolismo óseo inicialmente acelerado se normaliza y los procesos asociados a la edad afectan a la evolución de la masa ósea.

Tabla 1: Categorías de diagnóstico para la osteoporosis en mujeres posmenopáusicas, en base a criterios de la Organización Mundial de la Salud.

CATEGORIA	DEFINICIÓN
NORMAL	Un valor para la DMO que no es más que 1 DE por debajo del valor promedio adulto joven
OSTEOPENIA	Un valor para la DMO entre 1 y 2,5 DE por debajo del valor promedio adulto joven
OSTEOPOROSIS	Un valor para la DMO que es más de 2,5 DE por debajo del valor promedio adulto joven
OSTEOPOROSIS SEVERA	Un valor para DMO de más de 2,5 DE o por debajo de la media de adultos jóvenes en presencia de fractura por fragilidad uno o más

La osteoporosis de tipo II (asociada a la edad o senil) ocurre en mujeres y hombres mayores de 70 años. Esta forma de osteoporosis representa la pérdida ósea asociada con el envejecimiento. Las fracturas ocurren en el hueso cortical y trabecular. Además de la muñeca y las fracturas vertebrales, las fracturas de cadera se observan a menudo en pacientes con osteoporosis de tipo II.

Osteoporosis secundaria

Cuando la osteoporosis ocurre como consecuencia de otras enfermedades específicas tales como insuficiencia suprarrenal, hipertiroidismo, hipogonadismo, enfermedades hepáticas o inmovilidad, o si resulta del tratamiento con corticosteroides, también se denomina osteoporosis secundaria.

A medida que los huesos se vuelven más frágiles con la edad debido a la pérdida de masa ósea, existe un mayor riesgo de incurrir en una fractura. Aproximadamente el 40 por ciento de las mujeres y entre el 10-15 por ciento de los hombres sufren una fractura. La incidencia estimada de fracturas del cuello femoral es de alrededor de 1,66 millones por año en todo el mundo. A medida que aumenta la esperanza de vida, la incidencia de osteoporosis aumentará cuatro veces.

Medidas de masa ósea

Una masa ósea baja es un componente importante de riesgo de fractura, pero otras anomalías como el deterioro de la microarquitectura contribuyen a la fragilidad del esqueleto. Pese a que la evaluación clínica de le esqueleto debe capturar todos estos determinantes del riesgo de fractura, la medida de la masa ósea es el único aspecto que puede medirse con facilidad en la práctica clínica y por tanto para el diagnóstico es la piedra angular, así como para la predicción de riesgo y el monitoreo del paciente.

La DMO es la cantidad de masa ósea por unidad de volumen (densidad volumétrica, g/cm^3), o por unidad de superficie (densidad de área, g/cm^2), y ambos pueden ser medidos in vivo por técnicas densitométrica. Para los fines de este informe, la DMO se refiere a un área de DMO, a menos que se especifique lo contrario. Una gran variedad de técnicas está disponible pero las técnicas más utilizadas por ahora se basan en la absorciometría de rayos x de hueso, particularmente en la absorciometría de rayos x de doble energía (DEXA). La DXA se basa en la absorción de los rayos x, que es muy sensible al contenido de calcio de los tejidos, de la cual el hueso es la fracción más importante. La DXA proporciona un valor areal bidimensional en lugar de una densidad volumétrica y por lo tanto está influenciada por el tamaño de hueso así como verdadera densidad. Los sitios que se miden con mayor frecuencia son la columna lumbar (L1-L4) y el extremo proximal del fémur. Sin embargo, en las personas de edad avanzada la precisión de las mediciones en la columna lumbar pueden verse perjudicadas por la escoliosis, deformidades vertebrales, osteofitos y calcificación extraesquelético, el fémur proximal es el sitio de referencia para el diagnóstico.

Las mediciones de la espina lumbar son más ampliamente utilizados para monitorizar el tratamiento, ya que son sensibles a los cambios inducidos por el tratamiento.

Para detectar fracturas vertebrales se utiliza cada vez más la vista lateral de la columna vertebral en vez de la proyección postero-anterio.

Las mediciones de la densidad ósea proporcionan criterios de diagnóstico, información pronóstica para posibles fracturas y es la base desde donde hacer un seguimiento al paciente. La densidad de masa ósea (DMO) es la cantidad de masa ósea por unidad de volumen (densidad volumétrica), o por unidad de superficie (densidad de almacenamiento), y ambos pueden ser medidos in vivo por técnicas densitométrica. Es el principal determinante de la resistencia ósea. El grado de mineralización también determina la fuerza.

Las técnicas más frecuentes se basan en la absorciometría de rayos X de doble energía (DEXA), porque es muy sensible al contenido de calcio del tejido óseo de las cuales es la fuente más importante. Otras técnicas empleadas son el ultrasonido cuantitativo, la tomografía computerizada cuantitativa, rayos X digitales y otras técnicas radiográficas. Otros valores que pueden dar información de la fuerza ósea son medidas realizadas sobre el hueso cortical, y trabecular que incluye un análisis de la microestructura y de la macro (por ejemplo, sección transversal, momento de inercia del eje de la cadera, longitud, espesor cortical, puntuación trabecular).

La DEXA es la más utilizada, es versátil porque permite evaluar la densidad mineral ósea y el contenido mineral óseo de todo el esqueleto, así como sitios específicos, incluidos los más vulnerables a la fractura.

La densidad de área (en gramos por centímetro cuadrado) en lugar de una verdadera densidad volumétrica (en gramos por centímetro cúbico) se mide desde el escaneo es bidimensional. La DEXA también puede ser utilizada para visualizar las imágenes laterales de la columna vertebral desde T4 a L4 para detectar deformaciones de los cuerpos vertebrales, y así mejorar la evaluación del riesgo de fractura, ya que muchos pacientes con fractura vertebral pueden no tener un diagnóstico de osteoporosis. Otra ventaja de este procedimiento es la menor implicación de radiación y es menos costoso que un examen de rayos X convencional.

Para establecer la efectividad de una prueba, se valora su capacidad de pronóstico de fractura, expresado tradicionalmente como el aumento en el riesgo relativo de fractura por unidad de desviación estándar disminución en la medición de la densidad mineral ósea denominado el gradiente de riesgo.

Impacto de la osteoporosis

La densidad mineral ósea no es lo destacable de la osteoporosis, la importancia radica en el riesgo aumentado de fracturas, son las fracturas de cadera las que provocan mayor morbimortalidad, con una mortalidad del 5 al 20% en el primer año y una situación de dependencia posterior en más del 40% de los pacientes; solamente un tercio recupera su estado de salud previo. Si se tiene en cuenta que la incidencia de fractura de cadera en España es del 6% anual a los 60 años, siendo su coste de unos 9.000 euros anuales.

Las fracturas y sus complicaciones son las manifestaciones clínicas de la osteoporosis siendo las más frecuentes las de las vértebras (columna vertebral), fémur proximal, y la parte distal del antebrazo. En los adultos mayores las fracturas son resultado en su mayoría a una disminución de la masa ósea aunque el trauma sea leve. A partir de los 50 años cualquier fractura puede deberse a osteoporosis. No está tan clara la relación en el caso de las fracturas con los dedos de las manos, pies, cara y el cráneo pues en estos casos suele tener relación con el trauma.

La mortalidad en potencia de estas fracturas se asocian en el caso de la cadera a un incremento de la mortalidad en un año del 8 al 36%, y el riesgo de fractura de cadera va en aumento, también cabe señalar que en el caso de las fracturas de la columna vertebral, pese a que al inicio no sean sintomatologícas, se asocian con síntomas de dolor, discapacidad, deformidad, y mortalidad.

Factores de riesgo de osteoporosis

Como se puede comprobar en las figuras 2 y 3, los factores de riesgo se pueden clasificar en mayores y menores.

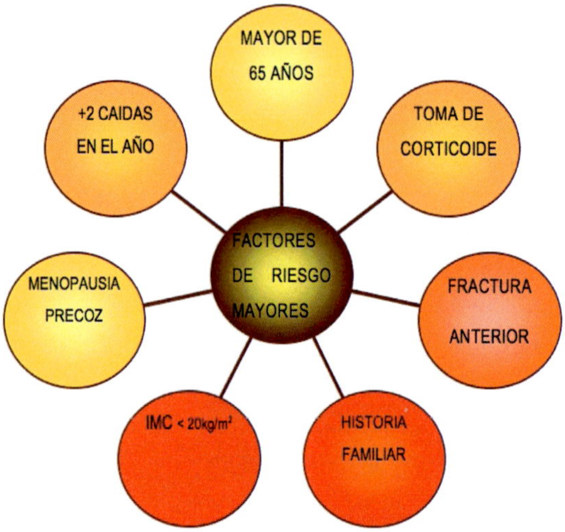
MAYOR DE
65 AÑOS
TOMA DE
CORTICOIDE
FRACTURA
ANTERIOR
HISTORIA
FAMILIAR
IMC < 20kg/m²
MENOPAUSIA
PRECOZ
+2 CAIDAS
EN EL AÑO
FACTORES
DE RIESGO
MAYORES

Factores de riesgo mayores de osteoporosis.

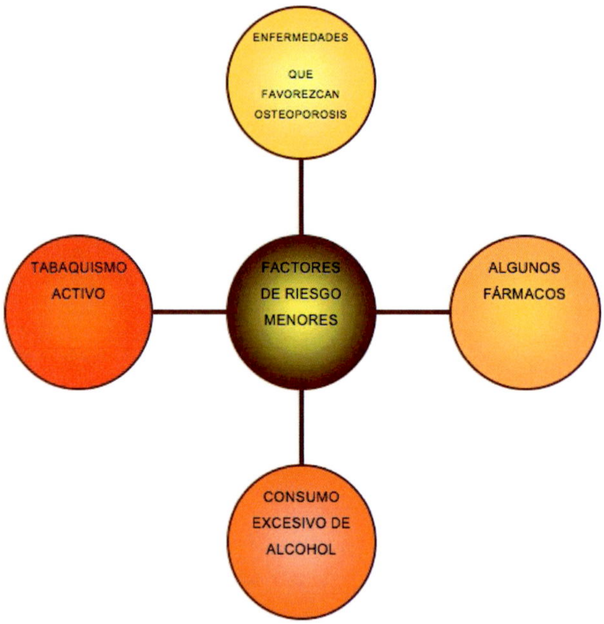
ENFERMEDADES
QUE
FAVOREZCAN
OSTEOPOROSIS
TABAQUISMO
ACTIVO
FACTORES
DE RIESGO
MENORES
ALGUNOS
FÁRMACOS
CONSUMO
EXCESIVO DE
ALCOHOL

Figura 3. Factores de riesgo menores. Fuente: Martín Jiménez et al (2015).

Como se refleja en la tabla 2, son muchas las condiciones, enfermedades y medicamentos que pueden causar o contribuir al desarrollo de la osteoporosis y fracturas.

Tabla 2. Factores de riesgo de osteoporosis y fracturas

Factores	
Estilo de vida	Alcohol, delgadez excesiva, exceso de vitamina A, caídas frecuentes, ingesta elevada de sal, inmovilización, insuficiente actividad física, baja ingesta de calcio, tabaquismo (activo o pasivo), insuficiencia de vitamina D.
Enfermedades genéticas	Fibrosis quística, síndrome de Ehlers-Danlos, enfermedad de Gaucher, las enfermedades de almacenamiento de glucógeno, hemocromatosis, hipofosfatasia homocistinuria, síndrome de Marfan, síndrome de Menkes steely cabello, osteogénesis imperfecta, historia Parental de fractura de cadera, porfiria, el síndrome de Riley-Day, hipogonadismo unidos, andrógenos insensibilidad, anorexia nerviosa, amenorrea atlética, hiperprolactinemia, panhipopituitarismo, menopausia prematura (<40 años), síndromes de Turner y Klinefelter.
Trastornos endocrinos	La obesidad central, el síndrome de Cushing, diabetes mellitus (tipos 1 y 2), hiperparatiroidismo, tirotoxicosis, trastornos gastrointestinales, celiaquía, bypass gástrico, cirugía gastrointestinal, enfermedad inflamatoria intestinal, enfermedad pancreática malabsorción, cirrosis biliar primaria
Trastornos hematológicos	Hemofilia, leucemia y linfomas, gammopatías monoclonal, mieloma múltiple, enfermedad de células falciformes, mastocitosis sistémica, talasemia reumatológica, espondilitis anquilosante enfermedades autoinmunes y otras enfermedades reumáticas y autoinmunes, artritis reumatoidea, lupus.
Factores de riesgo músculo-esqueléticos neurológicos	Epilepsia, esclerosis múltiple, distrofia muscular, enfermedad de Parkinson, lesiones de la médula espinal, ictus.
Diversas condiciones y enfermedades	VIH/SIDA, amiloidosis, acidosis metabólica crónica, enfermedad pulmonar obstructiva crónica, insuficiencia cardíaca congestiva depresión, enfermedad renal en etapa terminal, hipercalciuria, escoliosis idiopática, enfermedad ósea postrasplante, sarcoidosis.

Medicamentos	Medicamentos de pérdida de peso (en aluminio antiácidos), anticoagulantes (heparina), anticonvulsivos, inhibidores de aromatasa, barbitúricos, fármacos quimioterapéuticos, depo-medroxiprogesterona (anticoncepción) premenopáusicas, glucocorticoides (≥5 mg/día de prednisona o equivalente para ≥3 meses), GnRH (hormona liberadora de gonadotropina) agonistas de la, ciclosporina A y el tacrolimus litiometotrexato, nutrición Parental.

Prevención de la osteoporosis

Estilo de vida

En edad temprana el objetivo es crear masa ósea y en la edad adulta y vejez disminuir su pérdida.

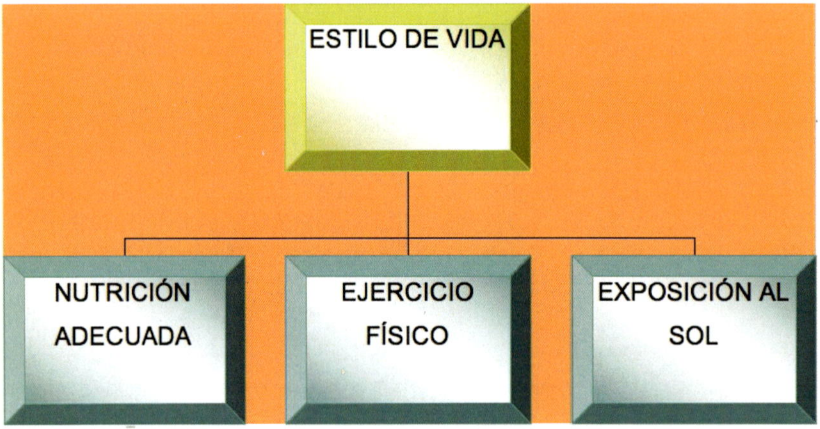

Figura 4. Aspectos de mejora para la salud ósea. Fuente: Martín Jiménez et al (2015).

Nutrición

Como principales factores nutricionales que ayudan a prevenir la osteoporosis se pueden destacar como muestra la figura 5, algunos nutrientes.

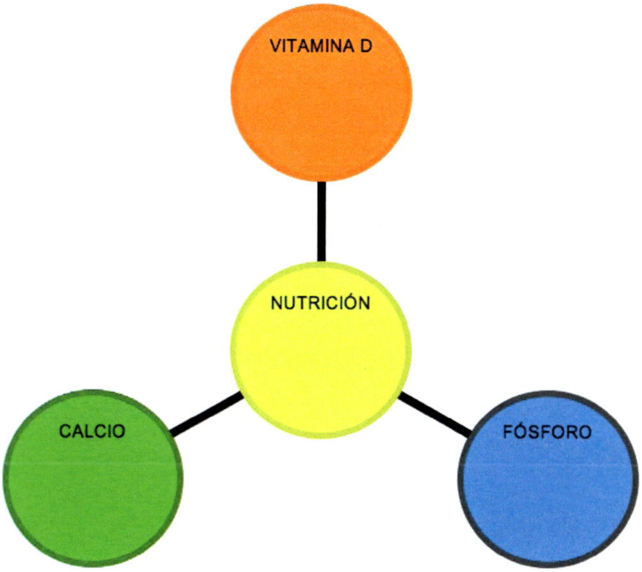

Figura 5: Principales factores nutricionales preventivos de osteoporosis. Fuente: Martín Jiménez et al (2015).

Pero existen además otros minerales beneficiosos para la prevención de la osteoporosis, existe controversia en las cantidades necesarias.

Tabla 3. Minerales beneficiosos en la osteoporosis

Mineral	Contenido corporal	Fuentes alimentarias	Recomenda-ciones	Funciones
Calcio	1.200-1.500 g	Leche Productos lácteos Pescado mariscos	800-1.000 mg	Estructuras óseas Secreciones Contracción muscular Regulador de enzimas
Fósforo	600-900 mg	Carnes Pescados Lácteos Alimentos proce-sados	800-1.200 mg	Estructuras óseas Fosfolípidos de las membranas ATP Tapón intracelular

Magnesio	25 g	Frutos secos Harinas integrales Hortalizas chocolate	150-350 mg	Parte del hueso Secreciones Contracción muscular Regulación enzimática
Flúor	2,6-4,0 g	Agua fluorada Té Pescados	1,5-4,9 mg	Fortalecimiento del hueso Prevención caries

Calcio y salud ósea

El calcio es tan importante para un hueso saludable como para otras funciones, por lo que es necesario una concentración mínima en el medio extracelular, por lo que cuando exista una insuficiencia dietética de calcio, en el organismo se moviliza calcio desde los depósitos óseos para mantener normales los niveles extracelulares, a costa de la cantidad o densidad de masa ósea y de la estructura o calidad del hueso. Por ello si es necesario se suplementará hasta completar los 1.200 mg diarios.

González Sánchez et al nos señalan la importancia del calcio dentro de los minerales que componen el organismo, por lo que como micronutriente será uno de los más requeridos, se encuentra en el esqueleto el 99% constituyendo la masa ósea. La ingesta de calcio se relaciona con una mayor masa ósea y alcance de un pico de masa ósea más elevada. Moreno Aznar et al. indican que uno de los factores que puede intervenir en la determinación del pico máximo de la masa ósea es el dietético y por tanto puede influir en la aparición de osteoporosis. Así señalan como en el caso del calcio diversos estudios encuentran resultados controvertidos en su relación con el riesgo de fractura de cadera, una suplementación con 800-1.600 mg no se relaciona con una disminución de dichas fracturas, pero sí se obtiene un efecto significativo en la prevención de la pérdida de masa ósea durante un período determinado en mujeres menopáusicas. En cambio con referencia a la ingesta de vitamina D, señalan que sí parece existir una relación entre dosis y la capacidad preventiva de caídas y por tanto de fracturas y que se favorece la prevención de la osteoporosis y la prevención de todas las fracturas cuando se administra en conjunto con el calcio, pero no hallaron relación positiva con la toma de leche como fuente de calcio.

Rigueira García et al, autores del estudio ASFARCAL, de la Comunidad Autónoma de Asturias, analizaron la relación riesgo/beneficio de la suplementación con calcio, alertando del uso de los suplementos como si fueran medicamentos y hubieran sido evaluados como tal, los autores sugieren tener en cuenta que la insuficiencia de un determinado nutriente usado como suplemento de forma aislada puede ser el reflejo de una dieta inadecuada, por lo tanto debería de corregirse como parte de una planificación de hábitos saludables, y no de un proceso exclusivamente medicalizador.

Blanch et al defienden la importancia de estudiar factores que mejoren la absorción del calcio y vitamina D, al emplear lactulosa, oligosacárido que actúa como laxante, asociadas a bajas dosis de calcio y vitamina D, se puede aumentar la absorción intestinal de calcio, teniendo un efecto beneficioso sobre la masa ósea, así se podría permitir reducir las dosis habituales de calcio, y evitar sus efectos secundarios.

Otros autores como Silva y Durán, se han enfocado en factores que disminuyen la absorción del calcio como la ingesta de bebidas azucaradas, la cafeína incrementa el calcio urinario, las dietas ricas en fósforo y bajos en calcio llevan complejos que reducen el calcio sérico, que desencadena la estimulación de la hormona paratiroidea (PTH), que provoca la resorción ósea.

Vitamina D

La vitamina D, es fundamental para la absorción y metabolismo del calcio, si no se realiza una buena absorción del calcio se estimula la secreción de la hormona paratiroidea (PTH), y se extrae calcio del hueso, aumentando el riesgo de fracturas. Como la vitamina D también se relaciona con la función muscular, su déficit también predispone a debilidad muscular que incrementará la predisposición a caídas. Se obtiene un 90% de vitamina D por la exposición al sol y menos de un 10% a partir de la dieta. Se precisa una cantidad suficiente de fotones UV tipo B que lleguen a la epidermis para que se sintetice la vitamina, por lo que en invierno puede disminuir su síntesis, además del envejecimiento de la piel, o toma de sol con cremas protectoras. En una dieta saludable se puede llegar a obtener 200 UI (5 μg) cada día, y se precisan 800 UI. Por ello el déficit de vitamina D es elevada (niveles en sangre < 30 ng/ml), que afecta a más del 50% de la población española y sobrepasa el 70% en las mujeres después de la menopausia.

Magnesio y salud ósea

En el período de menopausia, López-González et al. señala la importancia de mantener una ingesta nutricional adecuada, mantener un control en el peso corporal, así como una ingesta de magnesio adecuada debido a que es un elemento esencial para una salud correcta del sistema osteo-muscular, nervioso, antioxidante, inmunológico, etc.

Fitoestrógenos y salud ósea

González Jiménez, Cañadas de la Fuente, Fernández Castillo, Álvarez Ferre, González Antón destacan las posibles consecuencias por afectación ósea tras el cese de la función ovárica, y reducirse el efecto protector de los estrógenos sobre los huesos entre los efectos orgánicos derivados de la menopausia uno de los más importantes por sus posibles consecuencias es la afectación ósea mediante osteoporosis. Con el cese de la función ovárica se reduce el efecto protector de los estrógenos sobre los huesos. Como consecuencia se produce un desequilibrio entre el proceso de formación ósea y de reabsorción, incrementándose la reabsorción del hueso. Las consecuencias son la aparición de osteopenia y osteoporosis. En este sentido defienden la terapia con isoflavonas como agentes de estímulo osteoblástico, puesto que han demostrado aumentar la densidad mineral ósea, en grado similar a la proporcionada por otras alternativas terapéuticas, además otra de las ventajas que presentan es la inexistencia de efectos secundarios, tales como sangrados o trombos.

De Luis et al analizan el efecto de la ingesta de la soja sobre la masa ósea, dentro de los fitoestrógenos existen los lignanos, sintetizados endógenamente en el intestino por la acción de la microflora sobre precursores de origen vegetal; y los isoflavonoides sintetizados exclusivamente por las plantas que poseen actividad estrogénica intrínseca, y entre las que se pueden distinguir las isoflavonas y los cumestanos, además existen otro grupo de compuestos con actividad estrogénica denominados microestrogénos, en este caso derivados de los hongos. Las isoflavonas se hallan en la naturaleza en mayor proporción en las semillas de soja, y en nuestro organismo se produce su absorción en el aparato digestivo por la microflora intestinal, por lo que esta, los antibióticos, los prebióticos pueden afectar los distintos niveles de isoflavonas para ser posteriormente asimiladas. Según la información recopilada por estos autores, todavía queda mucho camino en la investigación acerca de la ingesta de soja y la prevención de la osteoporosis debido a que el diseño de los estudios realizados hasta ahora sobre la suplementación, son muy heterogéneos en dosis prescrita y recibida, fuente de soja utilizada, características epidemiológicas de la población, variables de desenlace estudiada, etc. Pero si que se puede asegurar que una dieta equilibrada como mecanismo de prevención y tratamiento debe ser utilizada como primer escalón terapéutico en los pacientes con riesgo de osteoporosis, incluso la suplementación de esta dieta con soja puede presentar beneficios adicionales, sobretodo en grupos de alto riesgo, con unos riesgos para la salud mínimos.

Entre los factores de riesgo de su aparición se encuentran el sedentarismo, el exceso de peso, la menopausia sin tratamiento hormonal sustitutivo, el exceso de alcohol, café y tabaco, el hipertiroidismo y la carencia de calcio y de vitamina D.

Los tratamientos para la osteoporosis se centran en retardar o detener el proceso de pérdida de hueso, previniendo las fracturas óseas al minimizar los riesgos de caídas y controlando el dolor asociado con la enfermedad.

Carencias de vitaminas y minerales

La reducción de ingesta y las alteraciones en la absorción intestinal conducen a carencias nutricionales (el estudio europeo Euronut-SENECA (1988-1993) demostró que el 12% de los ancianos españoles no cubre las recomendaciones nutricionales con su ingesta diaria de alimentos).

Los déficits más frecuentes son de calcio, de hierro, de vitamina D, de ácido fólico y de magnesio.

IV.
REQUERIMIENTOS NUTRICIONALES EN PERSONAS DE EDAD AVANZADA

Los requerimientos nutricionales hacen referencia a las necesidades de energía y de nutrientes: los hidratos de carbono o glúcidos, los lípidos o grasas, las proteínas, los minerales, las vitaminas y el agua.

Estas necesidades varían en función de *la etapa de la vida o la edad* (a la hora de establecer las necesidades nutricionales del anciano se ha de tener en cuenta la edad fisiológica o funcional y no la cronológica), *el sexo* (desde la juventud la composición corporal de hombres y mujeres es diferente, los hombres tienen mayor proporción de tejido muscular y las mujeres de tejido graso), *la actividad física* (el ejercicio físico regular favorece el mantenimiento de tejido muscular y aumenta los requerimientos nutricionales), *el peso y la estatura* (a mayor peso y estatura más requerimientos nutricionales) y *el estado de salud* (hay enfermedades que aumentan la demanda de nutrientes y energía).

También influyen en los requerimientos nutricionales otros factores como la actividad hormonal, los cambios climáticos, la herencia, la interacción entre nutrientes y fármacos que interfieren en su asimilación, etc.

ENERGÍA

A través de los alimentos aportamos a nuestro organismo la energía que precisa para realizar su actividad biológica. Los nutrientes responsables de proporcionar energía por combustión son los hidratos de carbono o glúcidos, los lípidos o grasas y las proteínas. La fibra dietética, las vitaminas y los minerales no aportan energía aunque son igual de esenciales para la vida. El alcohol también aporta energía, aunque no se considera un nutriente imprescindible para nuestro organismo.

La energía se mide en kilocalorías (Kcal).

Nutrientes	Kcal por cada gramo de nutriente
Hidratos de carbono	4 Kcal
Proteínas	4 Kcal
Lípidos	9 Kcal
Alcohol	7 Kcal

La disminución del tejido muscular (el más activo desde el punto de vista metabólico) y de la actividad física asociada al envejecimiento conlleva una menor necesidad de energía, el anciano no necesita consumir las mismas calorías que cuando era joven (estudios recientes demuestran una disminución de un 10% de necesidades energéticas por década a partir de los 60 años). Por el contrario, las necesidades de vitaminas y de minerales prácticamente son las mismas e incluso se pueden ver aumentadas como consecuencia de ciertas enfermedades.

La Organización Mundial de la Salud (OMS) recomienda un aporte calórico de 30 kcal/kg de peso y día para las personas de edad avanzada.

Las Guías Alimentarias para la población española (2004) diferencian tres grupos de edad, de 60 a 69 años, de 70 a 79 años y de más de 80 años, con diferentes *recomendaciones energéticas:*

Edad (años)	Energía (Kcal)
Hombres	
60-69	2400
70-79	2200
Más de 80	2100
Mujeres	
60-69	2000
70-79	1900
Más de 80	1700

Sociedad Española Nutrición Comunitaria.
Guías Alimentarias para la Población Española. SENC.

Las dietas que aportan 1500 Kcal diarias o menos no cubren las necesidades de vitaminas y minerales, por lo tanto, están totalmente desaconsejadas (al menos el 40% de los ancianos de más de 70 años ingieren menos de 1500 Kcal diarias).

HIDRATOS DE CARBONO O GLÚCIDOS

¿Qué son los hidratos de carbono o glúcidos?

Constituyen la principal fuente de energía en la alimentación humana. Se encuentran mayoritariamente en los alimentos de origen vegetal y sirven como material combustible o energético inmediato, como donantes de energía para la termogénesis y para el rendimiento en el trabajo.

Se clasifican en glúcidos monosacáridos, oligosacáridos (también llamados glúcidos simples) y polisacáridos o glúcidos complejos.

Los primeros no se pueden desdoblar por hidrólisis y por la unión de ellos se forman todos los demás.

Forman parte de este grupo las pentosas (D-xilosa, L-arabinosa, D-ribosa, desoxirribosa) y las hexosas (glucosa, galactosa y fructosa).

Los glúcidos oligosacáridos son el resultado de la unión de 2 a 10 moléculas de monosacáridos o de sus derivados a través de un enlace glucosídico. Dentro de este grupo se encuentran la sacarosa (formada por una molécula de glucosa y una de fructosa), la lactosa (formada por una molécula de glucosa y otra de galactosa) y la maltosa (formada por 2 moléculas de glucosa).

Los glúcidos del último grupo resultan de la unión de 10 a varios de miles de moléculas de monosacáridos o sus derivados. En este encontramos el almidón (se almacena en semillas, raíces y tallos de las plantas), el glucógeno (se almacena en el hígado y los músculos de los animales) y las fibras vegetales (celulosa, hemicelulosa, pectinas, gomas, mucílagos, inulina).

¿Qué fuentes alimentarias contienen glúcidos?

Glúcidos	Fuentes alimentarias
Fructosa	Frutas, zumos de frutas, miel y néctar de algunas plantas
Sacarosa	Remolacha, caña de azúcar, frutas y verduras
Lactosa	Leche y derivados
Maltosa	Granos de la cebada germinada
Almidón	Cereales, legumbres y patatas
Fibras vegetales	Frutas, verduras, legumbres y cereales integrales

¿Qué es el índice glucémico de los alimentos?

Después de consumir cualquier alimento glucídico, los niveles sanguíneos de glucosa aumentan de forma progresiva en función de cómo se digieren y asimilan los glúcidos simples o complejos que contiene.

La velocidad de dicha digestión y asimilación depende del tipo de nutrientes que componen el alimento, de la cantidad de fibra dietética presente y de la composición del resto de alimentos que se encuentran en el tracto digestivo durante el proceso de la digestión.

A través de *Índice Glucémico* (IG) podemos conocer la velocidad a la que se absorben los hidratos de carbono comparados con la glucosa, cuyo valor es de 100.

Índice glucémico	**Alimento**
110	Maltosa
100	Glucosa
92	Zanahorias cocidas
87	Miel
80	Puré de patatas instantáneo
80	Maíz en copos
72	Arroz blanco
70	Patatas cocidas
69	Pan blanco
67	Sémola de trigo
66	Muesli suizo
66	Arroz integral
64	Pasas
64	Remolachas
62	Plátanos
59	Azúcar blanco (Sacarosa)
59	Maíz dulce
59	Pasteles
51	Guisantes verdes
51	Patatas fritas
51	Patatas dulces (boniatos)

50	Espaguetis de harina refinada
45	Uvas
42	Pan de centeno integral
42	Espaguetis de trigo integral
40	Naranjas
39	Manzanas
38	Tomates
36	Helados
36	Garbanzos
36	Yogur
34	Leche entera
32	Leche desnatada
29	Judías
29	Lentejas
34	Peras
28	Salchichas
26	Melocotones
26	Pomelo
25	Ciruelas
23	Cerezas
20	Fructosa
15	Soja
13	Cacahuetes

IG hasta 55: Bajo. IG entre 55 y 70: Intermedio. IG de 70 o más: Alto.

Las dietas ricas en alimentos con un índice glucémico bajo ayudan a controlar el peso, prolongan la sensación de saciedad y son beneficiosas para los diabéticos y las que son ricas en alimentos con un índice glucémico elevado están asociadas a la obesidad y la diabetes tipo 2.

En el *Nurse's Health Study* se describió que las dietas con un índice glucémico alto incrementan el riesgo cardiovascular y que las dietas con índice glucémico bajo se asocia a concentraciones séricas elevadas de colesterol HDL y a una mejora de la sensibilidad insulínica.

Necesidades de hidratos de carbono.

Las dietas pobres en estos nutrientes favorecen la aparición de alteraciones metabólicas como la lipólisis, la producción de cuerpos cetónicos o cetosis y la hipoglucemia, entre otras.

Es por esto que se recomienda que un 50-60% de la ingesta energética provenga de hidratos de carbono en forma de glúcidos complejos (para que la dieta resulte equilibrada debe aportar al menos 150 gramos de glúcidos). Los glúcidos simples (azúcar de mesa, caramelos, dulces, mermeladas, miel,...) deben limitarse al 10% del total debido a que los ancianos tienden a desarrollar resistencia periférica a la insulina.

LÍPIDOS O GRASAS

¿Qué son los lípidos o grasas?

Las grasas tienen como misión fundamental la de almacenarse en el cuerpo a modo de reserva de energía. También son imprescindibles para la absorción de las vitaminas liposolubles, retrasan el tiempo de vaciado gástrico (después de comer producen sensación de saciedad), actúan de aislante térmico, protegiendo el organismo de la temperatura exterior, intervienen en la formación de membranas celulares y en la síntesis de hormonas y dan sabor y textura a los alimentos.

Según el número de átomos de hidrógeno que presentan los enlaces químicos de las grasas, estas se dividen en saturadas (cuando contienen todos los átomos de hidrógeno posibles) e insaturadas: monoinsaturadas y poliinsaturadas (cuando han perdido dos o más átomos de hidrógeno respectivamente).

Las grasas saturadas son sólidas a temperatura ambiente y son de origen animal (exceptuando el aceite de coco y de palma, de origen vegetal) y las grasas insaturadas son líquidas y proceden sobre todo de los aceites de frutos y de semillas.

Las primeras son nocivas para la salud del sistema cardiovascular mientras que las segundas son protectoras y su consumo está recomendado.

¿Qué fuentes alimentarias contienen grasas?

Lípidos	Fuentes alimentarias
Grasas saturadas	• Leche entera y sus derivados como quesos y yogures • Yema de huevo • Productos de bollería y pastelería industriales • Manteca de cerdo, sebo y mantequilla • Embutidos • Aceite de coco y de palma • Carnes, en especial la de cordero, de cerdo y de pato

Grasas monoinsaturadas	• Aceite de oliva • Nueces de macadamia • Avellanas • Aceite de sésamo • Almendras
Grasas poliinsaturadas omega 3	• Aceite de lino • Aceite de colza • Aceite de nuez • Aceite de soja • Pescado (en especial el pescado azul) • Frutos secos (piñones, nueces, pistachos, avellanas, almendras, etc.) • Leche materna
Grasas poliinsaturadas omega 6	• Aceite de onagra • Aceite de girasol • Aceite de maíz • Aceite de soja • Aceite de cacahuete

Necesidades de grasas

Las recomendaciones para la ingesta de grasas de los ancianos son similares al resto de la población.

Se recomienda que los lípidos de la dieta no sobrepasen el 30% del total energético ingerido en un día, aunque se admite hasta un 35% cuando el aceite de oliva es la grasa de adición mayoritaria.

Del total calórico se recomienda un 7-10% de grasas saturadas, un 5-10% de grasas poliinsaturadas y un 12-20% de grasas monoinsaturadas.

El consumo de colesterol debe ser inferior a 300 mg/día.

PROTEÍNAS

¿Qué son las proteínas?

Las proteínas son combinaciones de aminoácidos (22 en total, de los cuales 8 son esenciales y solo los podemos aportar a través de los alimentos), elementos básicos para construir y renovar constantemente los tejidos.

Aminoácidos esenciales	**Aminoácidos no esenciales**
Histidina (solo en la infancia)	Alanina
Isoleucina	Arginina
Leucina	Aspargina
Lisina	Aspártico
Metionina	Cisteína
Fenilalanina	Cistina
Treonina	Glutámico
Triptófano	Glutamina
Valina	Glicina
	Hidroxiprolina
	Prolina
	Serina
	Tirosina

Las clasificamos por su origen en proteínas de origen animal y de origen vegetal.

Fuentes de proteína de origen animal	**Fuentes de proteína de origen vegetal**
Carnes, aves y jamón	Legumbres
Pescados, mariscos y crustáceos	Cereales
Huevos	Frutos secos
Lácteos	

Necesidades proteicas

Las necesidades proteicas en los ancianos están influidas por la ingesta calórica por debajo de los niveles recomendados que complica el uso eficaz de las proteínas ingeridas, la disminución del tejido muscular que condiciona una menor disponibilidad de aminoácidos para la síntesis proteica, la presencia de infecciones y de patologías crónicas.

La pérdida de masa muscular involuntaria o sarcopenia en la edad avanzada se debe a la ingesta inadecuada de proteínas, al sedentarismo propio de la edad y a una disminución de la proteína del músculo y está asociada al deterioro de la capacidad funcional y a una menor autonomía.

Para los ancianos se recomienda una ingesta diaria entorno a 1-1,25 gramos por kilogramo de peso corporal (estas cantidades podrían favorecer el balance nitrogenado y estimular la masa muscular) e incluso más (1,25-2 g/kg/día) en situaciones especiales como infecciones agudas, intervenciones quirúrgicas o fracturas.

Por el contrario, hay otras situaciones que obligan a reducir la ingesta de proteínas como la enfermedad renal o hepática.

La determinación de la albúmina plasmática es una medida muy útil para poder valorar el nivel de proteínas del anciano. Si este nivel se encuentra por debajo de 35 g/l de albúmina hay mayor riesgo de complicaciones.

Del total energético el 12%-15% debe proceder de las proteínas, siendo aconsejable que la mitad de estas sean de origen animal y la otra mitad de origen vegetal, teniendo en cuenta que estas últimas tienen un valor biológico inferior.

La calidad de la proteína alimentaria debe ser mayor de 0,7. Para su cálculo se utiliza la siguiente fórmula:

(Gramos de proteína animal + gramos de proteína de leguminosas) / g de proteínas totales.

MINERALES

Los minerales son elementos químicos esenciales que intervienen en la elaboración de tejidos, en la síntesis de hormonas y en la mayor parte de las reacciones químicas que permiten el normal funcionamiento metabólico de nuestro organismo.

Se dividen en dos grupos, según la cantidad en que se necesitan. Los *macrominerales* son necesarios en cantidades superiores a 100 miligramos diarios (ejemplos: el sodio, el potasio, el calcio, el cloro, el fósforo, el magnesio o el azufre) y los *microminerales* son necesarios en cantidades muy pequeñas, pocos miligramos e incluso microgramos (ejemplos: cobre, yodo, hierro, manganeso, cromo, cobalto, cinc y selenio).

Una dieta equilibrada aporta las cantidades necesarias de todos ellos.

Existen minerales que son especialmente importantes en la edad avanzada como calcio, hierro, cinc, selenio y magnesio.

Calcio

- *Funciones:* interviene en la formación de los huesos y de los dientes, en el funcionamiento de las células nerviosas, en la contracción de los músculos, en la regulación del ritmo cardíaco y en la coagulación sanguínea.
- *Fuentes principales:* la leche y sus derivados (excepto la mantequilla y la nata líquida).
- *Fuentes secundarias:* frutos secos, legumbres, cereales integrales y algunas aguas minerales (Insalus, Betelu o Peñaclara).

Síntomas de carencia: osteoporosis y raquitismo.
Ingesta adecuada para mujeres y hombres mayores de 70 años: 1200 mg.

Hierro

- *Funciones:* constituyente esencial de la hemoglobina, de la mioglobina y de los enzimas de la cadena respiratoria.
- *Fuentes principales:* vísceras y carnes rojas.
- *Fuentes secundarias:* yema del huevo, pescados, legumbres, frutos secos, cereales integrales, frutas y verduras.
- *Síntomas de carencia:* anemia ferropénica.
- *Ingesta recomendada para mujeres y hombres mayores de 70 años:* 9 mg diarios.

Cinc

- *Funciones:* interviene en el metabolismo de las proteínas y de los ácidos nucleicos, estimula la actividad de aproximadamente 100 enzimas, colabora en el buen funcionamiento del sistema inmunológico, es necesario para la cicatrización de las heridas, interviene en las percepciones del gusto y el olfato y en la síntesis del ADN y se encuentra en la insulina y diversas enzimas como la superóxido dismutasa.
- *Fuentes principales:* carnes, pescados, huevos, cereales integrales y legumbres.
- *Síntomas de carencia:* inmunodeficiencia, pérdida de la capacidad de cicatrización de heridas, pérdida de la capacidad gustativa, inapetencia/anorexia y degeneración muscular.
- *Ingesta recomendada para hombres mayores de 70 años:* 11 mg diarios.
- *Ingesta recomendada para mujeres mayores de 70 años:* 8 mg diarios.

Selenio

- *Funciones:* antioxidante, participa en la desintoxicación del organismo y en la prevención de enfermedades cardiovasculares.
- *Fuentes principales:* carnes y cereales.
- *Fuentes secundarias:* pescados y algunos vegetales como los frutos secos.
- *Síntomas de carencia:* alteraciones cardíacas, hepáticas y oculares e inmunodepresión.
- *Ingesta recomendada para mujeres y hombres mayores de 70 años:* 55 μg diarios.

Magnesio

- *Funciones:* interviene en el equilibrio del sistema nervioso, participa en la contracción de los músculos, regula el ritmo cardíaco y actúa junto al calcio en el metabolismo óseo.
- *Fuentes principales:* cereales integrales, legumbres, frutos secos y cacao.
- *Fuentes secundarias:* frutas, verduras, carnes, pescados, huevos y lácteos.
- *Síntomas de carencia:* debilidad muscular, contracciones musculares, taquicardia, sudoración y depresión.
- *Ingesta recomendada para hombres mayores de 70 años:* 420 mg diarios.
- *Ingesta recomendada para mujeres mayores de 70 años:* 320 mg diarios.

Cuadro resumen de otros minerales necesarios:

Vitamina	Funciones	Alimentos donde se encuentra	Síntomas de carencia	Ingesta diaria recomendada en adultos
Potasio	Participa en el equilibrio del sistema nervioso, en las contracciones del corazón y de los músculos y regulariza junto al sodio el reparto de agua en nuestro organismo	*Fuentes principales:* Frutas, verduras, legumbres, patatas, carnes, pescados leche, quesos y huevos. *Fuentes secundarias:* cereales, vino, sidra y cerveza	Debilidad muscular, anorexia y arritmias	2.000-2.500 mg
Cloro	Interviene en el mantenimiento de la presión osmótica extracelular, el equilibrio ácido-básico y compone el jugo gástrico	*Fuentes principales:* sal de mesa y alimentos elaborados. *Fuentes secundarias:* leche, carnes, pescados, huevos, verduras y legumbres	Astenia, anorexia y apatía	2.000 mg

Azufre	Es un componente de aminoácidos como la metionina y la cisteína y forma parte de la insulina, de varios enzimas, de la piel y el cartílago. Contribuye en el mantenimiento de la configuración espacial de las proteínas e interviene en los procesos de compensación y excreción del metabolismo	Los huevos, las carnes, los pescados y los lácteos	Trastornos en el desarrollo físico-psíquico, alteraciones en la piel y alteraciones metabólicas	
Cobalto	Es un componente central de la vitamina B12	Carnes, pescados, vísceras y huevos (alimentos donde se encuentra la vitamina B12)	Anemia megaloblástica	5-10 μg
Cromo	Interviene en el metabolismo de los lípidos y los glúcidos y forma parte de los ácidos nucleicos	Carnes, pescados y cereales integrales	Hiperglucemia e hipercolesterolemia	60-90 μg
Fósforo	Interviene en la formación de huesos y de dientes, interviene en el mantenimiento del equilibrio ácido-básico y es componente de varios enzimas, ácidos nucleicos, fosfoproteínas y el ATP	Lácteos, carnes, pescados, huevos, legumbres, frutos secos, cereales integrales, frutas, verduras y bebidas carbonatadas	Debilidad muscular, anorexia y alteraciones en los huesos y dientes	800 mg

Sodio	Interviene, junto al potasio, en la regulación del reparto de agua en el cuerpo, interviene en la excitabilidad muscular y en la permeabilidad de la membrana celular	*Fuentes principales:* sal de mesa y alimentos elaborados industrialmente. *Fuentes secundarias:* huevos, carnes, pescados, leche, legumbres y verduras	Náuseas, anorexia, debilidad muscular y calambres	2.500 mg
Flúor	Interviene en la formación de huesos y tiene función anticaries	*Fuentes principales:* agua potable, pescados y mariscos. *Fuentes secundarias:* té y espinacas	Caries dental y desmineralización ósea	1,5-4 mg
Yodo	Interviene en la síntesis de hormonas tiroideas	Pescados, mariscos, moluscos y sal yodada	Bocio, hipotiroidismo en adultos y cretinismo en los niños	100-150 μg
Cobre	Forma parte de múltiples sistemas enzimáticos	*Fuentes primarias:* carnes, hígado, pescados, mariscos, cereales integrales, legumbres y nueces. *Fuentes secundarias:* vegetales verdes	Anemia, neutropenia, hemorragias, lesiones en la piel y el cerebro	2 mg

VITAMINAS

Son sustancias orgánicas existentes en los alimentos que el hombre necesita en pequeñas cantidades pero que no es capaz de sintetizar (exceptuando la vitamina D), por lo que precisa ingerirlas en su alimentación.

Se dividen en dos grupos en función de si son hidrosolubles (C y complejo del grupo B) o liposolubles (A, D, E, K).

Las primeras se eliminan por la orina y por lo tanto no se pueden almacenar en el organismo ni crear ningún riesgo de sobredosis (esto hace que deban aportarse regularmente y solo puede prescindirse de ellas durante algunos días). Al ser solubles en agua, los procedimientos culinarios que ponen los alimentos en contacto con el agua (remojo, blanqueo o cocción en agua) generan su pérdida.

Actúan como sustancias aceleradoras de las reacciones bioquímicas y su carencia afecta a las funciones cerebrales y al sistema inmunológico.

Las segundas son solubles en las grasas y no se eliminan por la orina, por lo tanto su consumo excesivo (más de 10 veces las cantidades recomendadas) puede provocar intoxicaciones.

Debido a que se pueden almacenar en el hígado y en el tejido graso no es necesario tomarlas todos los días por lo que es posible, tras un consumo suficiente, subsistir una época sin su aporte.

Desempeñan funciones similares a las hormonas y tienen función antioxidante.

Como no existe ningún alimento mágico que contenga todas las vitaminas juntas, hará falta una adecuada combinación de todos los grupos de alimentos para cubrir los requerimientos.

¿Cuáles son las principales causas que provocan déficit de vitaminas en las personas con edad avanzada?

- Aporte calórico insuficiente.
- Rechazo a alimentos como las frutas y las verduras.
- Dietas excesivamente pobres en grasas.
- Disminución del apetito y disminución en la ingesta.
- Preparación y conservación inadecuada de los alimentos.
- Abuso de laxantes.
- Polimedicación.
- Consumo excesivo de alcohol y de tabaco.
- Gastritis atrófica y malabsorción intestinal.

Al igual que los minerales algunas vitaminas son especialmente importantes en la vejez como la vitamina D, vitamina E, vitamina B6, ácido fólico y vitamina B12.

Vitamina D o colecalciferol

Función: estimula la absorción del calcio en el cuerpo y ayuda a mantener los niveles sanguíneos adecuados de calcio y fósforo.

Fuentes: pescado, aceite de pescado, hígado, leche entera, mantequilla y queso.

Síntomas de carencia: raquitismo, descalcificación de los huesos en la vejez (osteoporosis) y osteomalacia (ablandamiento de los huesos por déficit de vitamina D o por problemas con el metabolismo de esta).

Debido a que los ancianos tienen menor capacidad de sintetizar esta vitamina a partir de la exposición a la luz solar, en muchos casos, es necesaria la suplementación.

Ingestas adecuada para hombres mayores de 70 años: 10 μg diarios.

Ingestas adecuada para mujeres mayores de 70 años: 15 μg diarios

Vitamina E o tocoferol

Función: es un antioxidante que protege al tejido corporal del daño causado por los radicales libres, interviene en la formación de glóbulos rojos y ayuda al cuerpo a utilizar la vitamina K.

Fuentes: aceites vegetales, semillas, nueces, almendras, judías de soja, verdura, germen de trigo y huevo.

Síntomas de carencia: debilidad muscular, atrofia muscular, daños celulares y, en casos excepcionales, pérdida de la potencia sexual.

Ingestas recomendadas para hombres y mujeres mayores de 70 años: 15 mg diarios.

Vitamina C o ácido ascórbico

Funciones: se requiere para el crecimiento y la reparación de tejidos en todas las partes del cuerpo, para formar el colágeno, el tejido cicatricial, los tendones, los ligamentos y los vasos sanguíneos, es esencial para la cicatrización de heridas y para la reparación y mantenimiento de cartílago, huesos y dientes y tiene función antioxidante.

Fuentes: frutas (en especial los cítricos), hortalizas, patatas, tomates y cereales germinados.

Síntomas de carencia: inmunodeficiencia, inflamaciones de las mucosas, encías sangrantes y escorbuto.

Ingestas recomendadas para hombres mayores de 70 años: 90 mg diarios.

Ingestas recomendadas para mujeres mayores de 70 años: 75 mg diarios.

Vitamina B6 o piridoxina

Funciones: desempeña un papel importante en la síntesis de los anticuerpos por medio del sistema inmunológico, ayuda a mantener la función normal del cerebro, actúa también en la formación de los glóbulos rojos y se requiere en las reacciones químicas necesarias para digerir las proteínas.

Fuentes: carne, hígado, leche, huevos, cereales integrales, hortalizas, pescado y plátanos.

Síntomas de carencia: muy inespecíficos, daños cutáneos, dermatitis, náuseas, vómitos, neuritis periférica, hiperirritabilidad y depresiones.

Ingestas recomendadas para hombres mayores de 70 años: 1,7 mg diarios.

Ingestas recomendadas para mujeres mayores de 70 años: 1,5 mg diarios

Ácido fólico

Funciones: trabaja junto con la vitamina B12 y la vitamina C en la digestión, utilización y síntesis de las proteínas por parte del organismo. Es necesario en la producción de glóbulos rojos y en la síntesis del ADN, colabora con la función celular y en el crecimiento de los tejidos y estimula la formación de ácidos digestivos.

Fuentes: hortalizas, hígado, cereales integrales, levadura, carne, leche y flora del intestino grueso.

Síntomas de carencia: debilidad generalizada, anemia macrocítica y alteración del crecimiento.

Ingestas recomendadas para hombres y mujeres mayores de 70 años: 400 µg diarios.

Vitamina B12 o cianocobalamina

Funciones: desempeña un papel importante en el metabolismo, ayuda a la formación de glóbulos rojos en la sangre y al mantenimiento del sistema nervioso central.

Fuentes: solo en bacterias, leche, carne, pescado, huevos y vísceras (riñones, hígado).

Síntomas de carencia: debilidad generalizada y anemia perniciosa. La carencia de esta vitamina en ancianos se asocia a la presencia de trastornos neuropsiquiátricos severos.

Ingestas recomendadas para hombres y mujeres mayores de 70 años: 2,4 µg diarios.

Cuadro resumen de otras vitaminas necesarias:

Vitamina	Funciones	Alimentos donde se encuentra	Síntomas de carencia	Ingesta diaria recomendada en adultos
Vitamina A o retinol.	Interviene en la formación y en el mantenimiento de los dientes, los tejidos blandos y óseos, de las membranas mucosas y de la piel, genera los pigmentos en la retina y promueve la buena visión	Grasa de la leche, queso, mantequilla, pescado, hígado y carne. En forma de β-caroteno en las hortalizas (zanahorias)	Predisposición a infecciones, piel agrietada, alteraciones en las mucosas, ceguera nocturna, xeroftalmia y ceguera	0,9-1,5 mg

Vitamina K o naftoquinona	Interviene en la formación de cuatro factores de coagulación en la sangre e interviene en la formación de huesos	Carne, hortalizas, tomates y legumbres	Tendencia a hemorragias (internas y externas)	0,07-0,14 mg
Vitamina B1 o tiamina	Ayuda a las células del organismo a convertir carbohidratos en energía. También es esencial para el funcionamiento del corazón, de los músculos y del sistema nervioso	Cereales integrales, carne, hígado, verdura, pescado, leche y levadura	Debilidad generalizada, neuritis, parálisis y beriberi en casos extremos	1,1-1,4 mg
Vitamina B2 o riboflavina	Funciona conjuntamente con otras vitaminas del complejo B y es importante en el crecimiento corporal, la producción de glóbulos rojos y en la liberación de energía de los carbohidratos	Leche, carne, pescado, verdura de hojas verdes, queso, cereales integrales, levadura, nueces, cacao y vísceras	Muy inespecíficos, alteraciones cutáneas y de las mucosas, dermatitis, estomatitis y debilidad generalizada	1,4-1,7 mg
Biotina	Es componente de varios enzimas que intervienen en la obtención de energía a partir de glúcidos, proteínas y grasas	Hígado, levadura, pescado, carne, yema huevo, cereales integrales y frutos secos. La flora del intestino grueso la produce	Piel seca y agrietada, caída de cabello, falta de apetito y debilidad muscular	0,1-0,15 mg

Niacina	Componente de enzimas transferidoras de hidrógeno (reductasas y deshidrogenasas)	Cereales integrales, hígado, carne, pescado, queso, cacahuetes, judías, verduras, frutas y legumbres	Muy inespecíficos. En caso extremo pelagra (diarrea, dermatitis, demencia)	13-19 mg
Ácido pantoténico	Interviene en el metabolismo energético de las grasas y de los glúcidos	Al igual que la niacina está presente en casi todos los alimentos	Alteraciones cutáneas, dermatitis, parálisis, inmunodeficiencia, neuritis y depresión	4-8 mg

FIBRA ALIMENTARIA

El nombre de fibra hace referencia al material que forma las paredes de las células vegetales y constituye el esqueleto de sostén de las plantas. Se trata de un material que no es digerible por las enzimas digestivas del hombre y, por lo tanto, no proporciona calorías.

Según las propiedades físicas y el efecto fisiológico que produce en nuestro organismo la podemos clasificar en fibra soluble y fibra insoluble.

La *fibra soluble* está compuesta por gomas, pectinas, mucílagos, polisacáridos de algas, fructopolisacáridos y fructoligosacáridos, almidón resistente, polidextrosa y betaglucanos y la fibra insoluble por celulosas, hemicelulosas y lignina. Se puede disolver en agua y su principal función es la de absorber grasas y azúcares, por lo que ayuda a controlar los niveles de colesterol y glucosa en sangre (beneficiosa para personas con los niveles altos de colesterol en sangre y para diabéticos).

La *fibra insoluble,* al contrario que la soluble, no se puede disolver en agua. Su principal función es la de aumentar el volumen de la masa fecal, ablandar su textura (facilitando la expulsión) y de esta forma, aumentar el tránsito intestinal.

Un aporte adecuado de este tipo de fibra evita el estreñimiento y la aparición de complicaciones digestivas como la diverticulitis o el cáncer de colon.

Por la fermentación de las fibras, en especial de las solubles, se originan los llamados ácidos de cadena corta (butírico, propiónico, etanoico), sustancias que colaboran en el mantenimiento de la mucosa del colon.

Una alimentación variada aporta la cantidad necesaria de 25 a 30 gramos diarios para los adultos.

Un consumo excesivo de fibra por el abuso de alimentos integrales o complementos dietéticos aumenta la excreción intestinal de minerales como el calcio, el hierro o el cinc y llegar a provocar déficit de estos elementos. También puede causar flatulencias o gases formados por la fermentación bacteriana en el colon, dolores abdominales e incluso diarrea.

Una alimentación equilibrada debe incluir una proporción de fibra insoluble/soluble 3:1, es decir, el 75% de la fibra total diaria debe ser insoluble y el 25% soluble.

Alimentos ricos en fibra soluble	**Alimentos ricos en fibra insoluble**	**Alimentos con las dos fibras en proporciones iguales**
Soja Avena	Cereales completos o integrales (arroz, trigo...)	Pan blanco (refinado)
Salvado de avena	Salvado de trigo	Arroz blanco
Cebada	Salvado de maíz	Pasta italiana blanco
Membrillo	Lechuga	Zanahoria
Zanahorias	Col	Espárragos
Cebolla	Tomate	Guisantes
Manzana	Garbanzos	Plátano
Naranja	Lentejas	
Fresas	Alubias	
Frambuesas	Habas	
Mandarinas		
Dátiles		
Patatas		
Almendras		

Tabla de alimentos ricos en fibra. TCA CESNID UB.

Alimentos	Fibra vegetal/100 gramos de alimento
Cereales	
Pan de trigo integral	7
Salvado de trigo	5,3
Pan de trigo blanco	3,5
Verduras y hortalizas	
Alcachofa hervida	9,4
Apio-nabo hervido	4
Col de bruselas hervida	4
Judía verde hervida	3
Col blanca hervida	3
Puerro hervido	2,7
Brécol hervido	2,7
Zanahoria hervida	2,7
Zanahoria cruda	2,6
Coliflor hervida	2,6
Berro crudo	2,6
Apio hervido	2,2
Berenjena hervida	2
Lechuga	1,5
Tomate	1,4
Frutos secos	
Almendra	15
Coco fresco	9,5
Piñón	8,5
Pistacho	8,5
Cacahuete	8,2
Avellana	7,5
Castaña	6
Nuez	5,9

Frutas	
Maracuyá	12,8
Frambuesa	6,7
Mora	6
kiwi	3,2
Plátano	2,5
Pera	2,3
Naranja	2,3
Ciruela	2,3
Manzana	2,1
Piña	1,5
Melocotón	1,2

LÍQUIDOS

El envejecimiento está asociado a una disminución del agua corporal total, a expensas fundamentalmente del componente de líquido intracelular y de la pérdida de tejido muscular por lo que es básica una buena hidratación.

En ausencia de problemas graves, la ingesta mínima para un anciano debe estar alrededor de 20-45 ml/kg de peso corporal, repartida a intervalos regulares (a nivel práctico equivale al consumo aproximado de 1,5-2 litros de agua o 8 vasos de agua diarios). Además del agua en su forma natural y sin gas, se pueden incluir zumos naturales, infusiones, caldos y sopas, leche y refrescos.

Para muchos ancianos este objetivo puede resultar difícil de alcanzar cuando tienen alterado el mecanismo de la sed, están incapacitados físicamente, padecen enfermedades crónicas o demencia.

Hay situaciones especiales en las que es necesaria una ingesta hídrica restringida como en el caso de edemas, insuficiencia cardíaca, insuficiencia renal, etc. Por el contrario, las necesidades de líquidos se ven aumentadas en caso de un ambiente muy caluroso, fiebre, alteraciones intestinales (diarreas y vómitos), pérdidas de líquidos inducidas por la toma de fármacos (diuréticos y laxantes), el aumento de ejercicio físico y el exceso de cafeína.

Consecuencias de la deshidratación:

- Aparece estreñimiento ya que el agua ablanda las heces y acelera el tránsito intestinal.
- La orina se concentra más de lo normal y se ve afectado el buen funcionamiento de los riñones.

- Un aporte insuficiente de agua provoca retención de sodio y la aparición de edemas.
- Se puede ver ralentizada la circulación sanguínea.
- La piel, el cabello y las uñas se vuelven más vulnerables a la acción de agresiones externas (sol, contaminación, baños prolongados y uso exagerado de esponjas y jabones).
- Se ve afectado el rendimiento en el estudio, en el trabajo y en el ejercicio diario.
- Aparecen dolores de cabeza y migraña.

SUPLEMENTOS NUTRICIONALES EN LOS ANCIANOS

Una alimentación variada, equilibrada y que cubra los requerimientos calóricos aporta todos los nutrientes esenciales para la vida. Sin embargo, existen situaciones especiales acompañadas de una ingesta insuficiente (porque se come menos de lo que debería o bien porque los requerimientos están aumentados) que requieren el uso de suplementos nutricionales para evitar carencias.

Estos engloban ciertos nutrientes sintetizados en laboratorios y comercializados en las oficinas de farmacia presentes en diferentes formatos como las cápsulas, las pastillas efervescentes, las gotas o los sobres solubles.

En el proceso de envejecimiento aparecen diferentes *cambios en las necesidades nutricionales de los ancianos* en comparación con el resto de la población:

- A causa de la pérdida de masa muscular y la disminución de ejercicio físico tienen un menor requerimiento energético.
- A causa de la reducción de la síntesis proteica tienen mayores requerimientos proteicos.
- A causa de la disminución de la motilidad intestinal tienen mayor necesidad de fibra dietética.
- A causa de la limitación de la sensación de sed y por la reducción de agua corporal tienen mayor necesidad de líquidos para evitar deshidratación.
- A causa de la dificultad para absorber hierro o calcio tienen mayor necesidad de estos micronutrientes.
- A causa de la pérdida de estrógenos con la menopausia, las mujeres tienen mayor necesidad de calcio y de vitamina D.
- A causa de la gastritis atrófica hay dificultad para absorber vitamina B12, ácido fólico, hierro, calcio y cinc, por lo que tienen mayor necesidad de estos.

- A causa de la menor síntesis cutánea de vitamina D tienen mayor necesidad de esta.

Las personas de edad avanzada son un grupo con un riesgo aumentado de desnutrición debido a los cambios fisiológicos (disminución de la percepción del gusto, vista, oído y olfato, problemas de dentición, masticación y deglución, disminución de la secreción salival, gástrica y pancreática, cambios en la composición corporal), psico-sociales (soledad, aburrimiento, aislamiento, ingreso en instituciones geriátricas) y económicos relacionados con el proceso de envejecimiento, que frecuentemente van unidos a diferentes procesos patológicos (enfermedades crónicas o agudas, polimedicación continuada que interfiere con la ingesta, absorción y metabolismo de algunos nutrientes y discapacidades).

En los más mayores, se recurre a la *prescripción de suplementos nutricionales* en las siguientes situaciones:

- *Aumento de la demanda nutricional:* neoplasias, grandes quemados, fiebre, sepsis, infección, fibrosis quística, gastrectomías y periodos posoperatorios.
- *Trastornos de la digestión y de la absorción:* enfermedad inflamatoria intestinal, pancreatitis, diarreas crónicas y síndrome de intestino corto.
- *Disminución de la ingesta oral:* dentición inadecuada, anomalías mecánicas de la deglución o dentición, causas psicológicas (anorexia nerviosa, enfermedad de Alzheimer, depresión), enfermedades neurológicas (accidentes cerebro vasculares, traumatismo craneoencefálico, esclerosis múltiple, tumores cerebrales y enfermedades neurodegenerativas) y anorexia consecuencia de la quimioterapia, la radioterapia, la enfermedad pulmonar obstructiva crónica, la insuficiencia cardíaca, etc.

V.
ALIMENTACIÓN SALUDABLE EN LA VEJEZ

Una alimentación equilibrada nos permite en todas las etapas de la vida mantener un óptimo estado de salud a la vez que nos permite realizar el ejercicio propio de las diferentes actividades diarias (hacer las tareas del hogar, ir a comprar, pasear,...).

La alimentación en los ancianos menores de 80 años generalmente es similar a la de los adultos, con las mismas exigencias de variedad y limitaciones de grasas saturadas y azúcares simples. A partir de los 80 años suelen aparecer (si no lo han hecho antes) los procesos patológicos típicos de la edad que generan la necesidad de dietas específicas y adaptadas. En muchas ocasiones, el anciano se encuentra incapacitado y pierde la facultad de valerse por si mismo por lo que su alimentación queda totalmente en manos de otra persona (familiar o cuidador).

Los objetivos de una adecuada alimentación en el anciano son la prevención de enfermedades propias de la edad o bien su limitación y una mejora de la calidad de vida.

RECOMENDACIONES GENERALES

A continuación se mencionan *consejos para promover una alimentación saludable:*

- Comer y beber forma parte de la alegría de vivir.
- Comer en compañía y en un ambiente relajado, despacio y masticando bien.
- Repartir los alimentos en 4-5 comidas diarias: desayuno, media mañana, almuerzo, merienda y cena.
- Consumir una gran variedad de alimentos con alta densidad en nutrientes y en cantidades moderadas, en especial los de origen vegetal (frutas,

verduras, legumbres, cereales integrales) por ser fuentes importantes de hidratos de carbono, fibra dietética, vitaminas y minerales.

- Evitar el exceso de grasas saturadas procedentes de la mantequilla, las carnes muy grasas, los embutidos, los lácteos enteros y los productos de bollería.
- Utilizar como fuente de grasa principal el aceite de oliva o de semillas. No abusar de cocciones grasas como los fritos, los rebozados y los empanados.
- Limitar el consumo de alimentos ricos en azúcares simples como la miel, los dulces, el azúcar, etc.
- Cuidar el aporte de calcio con una ingesta diaria de leche o derivados.
- Moderar el consumo de sal y alimentos salados. Utilizar especias como aderezos en ensaladas y comidas (ajo, cebolla, pimienta, pimientos, tomillo, limón, clavo,...).
- Tomar 1,5-2 litros de agua diarios para evitar la deshidratación.
- Asegurar un aporte adecuado de proteínas de alto valor biológico para evitar una mayor pérdida muscular.
- Moderar el consumo de alcohol. Si hay costumbre de tomarlo, se aconseja no superar los 30 g de etanol diarios. Esta bebida puede deprimir el apetito, desplazar a otros alimentos de la dieta y puede interaccionar con algunos nutrientes como las vitaminas B1, B2, B6 o C y con los fármacos.
- Realizar actividad física regular y adaptada a las posibilidades de cada persona.
- Cuidar la dentadura y la higiene bucal para poder masticar bien y no tener que suprimir ningún alimento de la dieta (así se evitan carencias nutricionales).
- Reducir el tabaquismo.
- Utilizar suplementos nutricionales cuando sea necesario en caso de riesgo de carencias de vitaminas y minerales.

GRUPOS DE ALIMENTOS Y RACIONES DIETÉTICAS RECOMENDADAS

Una *ración alimentaria* es la cantidad de ese alimento que habitualmente se suele consumir. Se ha considerado una media que satisfaga las necesidades medias de la población.

Para que la alimentación de una persona sea cualitativamente equilibrada, es decir, con suficiente cantidad de energía y de nutrientes, se debe tomar un determinado número de raciones de cada grupo de alimentos.

Las recomendaciones de consumo de alimentos para los más ancianos no es muy diferente de la población en general, a continuación se muestra la *pirámide alimentaria adaptada:*

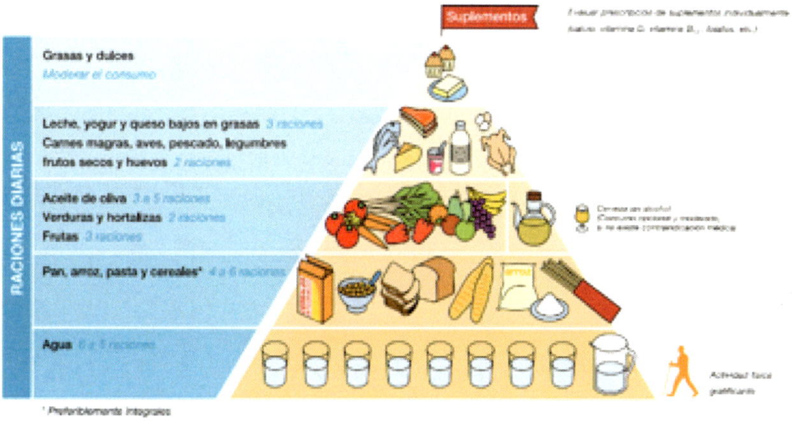
Suplementos
RACIONES DIARIAS
Grasas y dulces
Moderar el consumo
Leche, yogur y queso bajos en grasas 3 raciones
Carnes magras, aves, pescado, legumbres
frutos secos y huevos 2 raciones
Aceite de oliva 3 a 5 raciones
Verduras y hortalizas 2 raciones
Frutas 3 raciones
Pan, arroz, pasta y cereales* 4 a 6 raciones
Agua

Pirámide de alimentación saludable adaptada a la población de 70 años o más. Moreiras O, Beltrán B, Cuadrado C. Guías dietéticas en la vejez. En: Sociedad Española de Nutrición Comunitaria (SENC), editores. Guías alimentarias para la población española. Madrid: IM&D; 2019: 379-90.

Grupos de alimentos	**Frecuencia recomendada**	**Peso de cada ración (en crudo y neto)**	**Medidas caseras**
Farináceos: pan, cereales, cereales integrales, arroz, pasta, patatas	4-6 raciones/día (aumentar formas integrales)	40-60 gramos de pan 60-80 gramos de pasta, arroz 150-200 gramos de patatas	3-4 rebanadas o un panecillo 1 plato normal 1 patata grande o dos pequeñas
Lácteos: leche, queso y yogur	3 raciones/día	200-250 ml leche 200-250 g de yogur 40-60 gramos de queso curado 80-125 gramos de queso fresco	1 vaso/taza de leche 2 unidades de yogur 2-3 lonchas de queso 1 porción individual

Verduras y hortalizas	Al menos 2 raciones/día	150-200 gramos	1 plato de ensalada variada 1 plato de verdura cocida 1 tomate grande, 2 zanahorias
Frutas	Al menos 3 raciones/día	120-200 gramos	1 pieza mediana 1 taza de cerezas, fresas,.. 2 rodajas de melón
Aceite de oliva	3-6 raciones/día	10 ml	1 cucharada sopera
Legumbres	2-4 raciones/ semana	60-80 g	1 plato normal individual
Frutos secos	3-7 raciones/ semana	20-30 gramos	1 puñado o ración individual
Pescados y mariscos	3-4 raciones/ semana	125-150 gramos	1 filete individual
Carnes magras, aves	3-4 raciones/ semana. Alternar su consumo	100-125 gramos	1 filete pequeño 1 cuarto de pollo 1 cuarto de conejo
Huevos	3-4 raciones/ semana	Mediano (53-63 gramos)	1-2 huevos
Embutidos y carnes grasas		Ocasional y moderado	
Dulces, snacks, refrescos		Ocasional y moderado	
Margarina, mantequilla, bollería		Ocasional y moderado	
Agua de bebida	4-8 raciones/día	200 ml	1 vaso o botellita
Vino/cerveza	Consumo opcional y moderado en adultos	Vino: 100 ml Cerveza. 200 ml	1 vaso 1 copa

Agua.

El agua es esencial para gozar de una buena salud, es incluso más importante que la comida. Sin comida podemos sobrevivir semanas pero sin agua no podemos vivir más que unos pocos días.

Todos los procesos corporales que nos permiten estar vivos (la asimilación de nutrientes, la distribución de oxígeno y la regulación de la temperatura) tienen lugar en un medio acuoso.

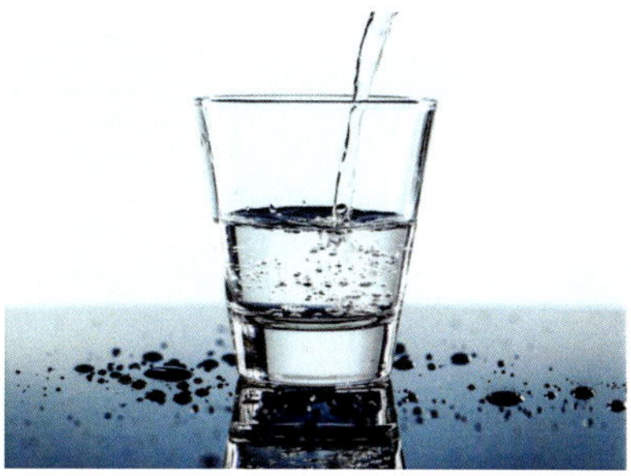

Nuestro organismo para mantener un equilibrio hídrico adecuado precisa de unos 3 litros, de los que la mitad la obtenemos de los alimentos y la otra mitad a través de la ingesta de agua.

Listado de algunas infusiones:

- *Anís estrellado:* con propiedades carminativas, espasmolíticas, antisépticas y antidiarreicas. Se recomienda en caso de malas digestiones, flatulencias, espasmos gastrointestinales, catarros y bronquitis.
- *Anís verde:* con propiedades carminativas, antiespasmódicas gastrointestinales, antisépticas y expectorantes del sistema respiratorio. Se recomienda en caso de flatulencias, meteorismo y afecciones del sistema respiratorio como bronquitis o faringitis.
- *Boldo:* con propiedades hepatoprotectoras, laxantes, diuréticas, sedantes del sistema nervioso central y antiinflamatorias. Se recomienda en caso de afecciones hepáticas, espasmos digestivos, dispepsias hiposecretoras y cistitis.
- *Cáscara sagrada:* con propiedades laxantes o purgantes. Se recomienda en caso de estreñimiento ocasional (esta infusión no es aconsejable en menores de 12 años, embarazadas o en caso de oclusión intestinal, dolores abdominales y procesos hemorroidales de origen desconocido).
- *Cola de caballo:* con propiedades diuréticas, remineralizantes, homeostáticas y antianémicas. Se recomienda en caso de retención de líquidos, oliguria, edemas, infecciones del aparato urogenital (cistitis, uretritis, prostatitis), astenia y osteoporosis y consolidación de fracturas.
- *Diente de león:* con propiedades eupépticas, coleréticas, laxantes suaves y diuréticas. Se recomienda en caso de insuficiencia hepática, falta de apetito y estreñimiento.
- *Lúpulo:* con propiedades sedantes del sistema nervioso, eupépticas, espasmolíticas, bactericidas, estrogénicas y antiandrogénicas. Se recomienda en caso de nerviosismo, insomnio, jaquecas, sofocos, digestiones difíciles, inapetencia y dolores de estómago.

- *Melisa:* con propiedades sedantes, antiespasmódicas del sistema digestivo, coleréticas (estimulantes de la secreción biliar) y antibacterianas. Se recomienda en caso de insomnio, ansiedad, gastritis, afecciones digestivas de origen mucoso, meteorismo y espasmos gastrointestinales.
- *Menta poleo:* con propiedades espasmolíticas, carminativas, eupépticas, coleréticas, mucolíticas y antisépticas. Se recomienda en caso de dispepsias, gases, molestias gástricas y afecciones hepatobiliares.
- *Tila:* con propiedades sedantes del sistema nervioso, diuréticas, demulcentes, vasodilatadoras e hipotensoras. Se recomienda en caso de estados de nerviosismo, ansiedad, insomnio, afecciones gastrointestinales de origen nervioso, infecciones del sistema genitourinario y como coadyuvante en tratamientos de hipertensión.

Fuente: Vademécum de productos dietéticos Santiveri.

La necesidad de líquidos de la población de edad avanzada es de 1,5-2 litros diarios de agua (lo que equivale a 8 vasos o más de agua o equivalentes como las sopas, zumos naturales de frutas o hortalizas, caldos vegetales, infusiones, etc.).

Grupo de los farináceos.

Forman este grupo las legumbres, cereales y tubérculos.

Son alimentos energéticos y se caracterizan por ser ricos en hidratos de carbono complejos y no contener colesterol.

Las legumbres son las semillas comestibles de las plantas de la familia de las leguminosas: judías, alubias, lentejas, garbanzos, guisantes, soja, habas y altramuces.

Son una importante fuente de proteína vegetal (el valor biológico de esta aumenta cuando se combina con un cereal como arroz, cuscús, pasta, etc.).

Se caracteriza por su contenido en fibra dietética (en exceso produce flatulencia) y su alto contenido en minerales como el hierro, calcio, magnesio y potasio (aunque su absorción no es muy buena) y en vitaminas del grupo B.

Los cereales son las semillas comestibles de las plantas de la familia de las gramíneas: maíz, trigo, arroz, centeno, cebada, avena, alfalfa y mijo.

A partir de estos se elaboran derivados como el pan, pastas alimenticias (macarrones, tallarines, espaguetis, etc.), galletas, bases para pizzas, masas para hojaldres o empanadillas, cereales de desayuno y bollería.

Son alimentos energéticos, sin contenido en grasas, ricos en proteína y fibra dietética (los integrales o completos).

Los cereales integrales son una fuente importante de cinc, fósforo, hierro, magnesio y vitaminas del grupo B.

Los tubérculos son engrosamientos de la raíz de algunas plantas y no son más que sus reservas de nutrientes.

Forman parte de este grupo la patata, el boniato o la chufa.

Tienen en común su alto contenido en almidón (el boniato también contiene azúcares simples).

La patata es la más consumida, es rica en ácido fólico, vitamina C, hierro y magnesio.

Dieta mediterránea

La dieta mediterránea también se asocia en varios estudios con la disminución del riesgo de cáncer ofaríngeo, gástrico, colorrectal, de próstata y cáncer de mama (Filomeno, Bosetti y Garavello).

Que las personas mayores tengan la posibilidad de mantener estilos de vida saludables se relaciona principalmente con la educación. Es necesaria una educación que fomente los hábitos saludables en la alimentación en la población anciana con la finalidad de conservar un estado nutricional que favorezca la longevidad y mejore la calidad de vida. Son fundamentales en cualquier etapa vital la alimentación e hidratación adecuadas pero especialmente en la población anciana. Hemos hecho referencia en la alimentación pero debido al envejecimiento las personas mayores sufren cambios en las mucosas por lo que la deshidratación y sensación de sed no es tan evidente que en otras etapas del ciclo vital. La deshidratación repercute en aspectos físicos y en el rendimiento intelectual del mayor.

Grupo de las verduras y las hortalizas

Su principal componente es el agua. Se caracterizan por su bajo contenido calórico (casi no contienen grasas ni hidratos de carbono) y su alto contenido en fibra dietética, vitaminas (A, C, K, betacarotenos y folatos) y minerales (calcio, hierro, potasio, magnesio).

Las de color amarillo como la zanahoria y las de hoja verde oscuro como la col rizada o las espinacas son ricas en vitamina A, col de Bruselas, pepino o tomate contienen una importante cantidad de vitamina C.

Grupo de las frutas

Contienen hidratos de carbono de absorción rápida (fructosa), por eso tienen un sabor dulce. Las frutas con más azúcares son el plátano, dátil, higo y la uva y las que tienen menos son las fresas, frambuesas y limones (en medio están frutas como la pera, cerezas, manzana y ciruela).

Proporcionan vitamina A (ejemplo: albaricoques, melocotones, melón y mangos) y vitamina C (naranja, kiwis, grosellas, fresas). En menor cantidad contienen vitaminas del grupo B, vitamina D, E y K.

Son ricas en potasio (efecto diurético) y magnesio. Entre las frutas más ricas en este mineral encontramos las cerezas, plátano, piña, limón, uva y pera.

Su piel es rica en fibra soluble, en especial la de la manzana, pera o melocotón (los zumos naturales no contienen fibra).

Grupo de los lácteos

La leche constituye uno de los alimentos más completos. Es básica en la alimentación del anciano por su rico contenido en calcio y el alto valor biológico de sus proteínas (caseína, globulinas y albúminas).

Su grasa está formada, mayoritariamente, por triglicéridos y por pequeñas cantidades de fosfolípidos y esteroles. En la población adulta se aconseja el consumo de lácteos semidesnatados (en especial si se padecen enfermedades cardiovasculares) y si es posible, enriquecidos en vitaminas liposolubles.

El calcio de la leche tiene un alto grado de absorción a comparación del calcio de otros alimentos gracias a la presencia en su composición de lactosa y de vitamina D. Es por eso que durante esta etapa es imprescindible un consumo de 3 raciones diarias, para fortalecer los huesos.

La leche es rica en el aminoácido lisina (que es limitante en los cereales) y si la combinamos con cereales conseguimos una proteína de muy buena calidad.

El yogur es un derivado de la leche que se consigue con la fermentación por microorganismos (Lactobacillus bulgaricus, Streptococcus thermophilus y Lactobacillus).

Tiene un valor nutritivo parecido al de la leche, aunque como parte de la lactosa ha sido transformada, es de mejor digestión (mejor tolerado por intolerantes a la lactosa).

El queso es otro derivado de la leche que se obtiene por coagulación de la caseína a partir de la adición de cuajo del estómago de los rumiantes.

Esta proteína coagulada y separada del suero es el denominado queso fresco. Este se puede someter a un proceso de maduración con hongos y bacterias.

De la leche también se obtiene el requesón (producto resultante de la coagulación de la fracción proteica del suero sobrante en la fabricación del queso fresco), la cuajada (se obtiene por fermentación de la leche con un fermento especial llamado LAB) y la mantequilla (producto graso obtenido a partir de la nata de la leche).

¿Y las personas que son intolerantes a la lactosa?

La lactosa es un azúcar que está presente en todas las leches de los mamíferos (vaca, cabra, oveja y mujer), aunque también la podemos encontrar como ingrediente, añadida en muchos alimentos preparados.

Los intolerantes a la lactosa no tienen suficiente enzima lactasa en el intestino delgado para poder hidrolizar toda la lactosa que consumen en sus componentes: glucosa y galactosa.

Los ancianos presentan frecuentemente disminución en la actividad de la lactosa con el paso de los años. Los síntomas más frecuentes son el dolor, la hinchazón abdominal, los espasmos, las flatulencias, los vómitos y las diarreas líquidas. Estos solo se alivian con la suspensión de los productos lácteos en la dieta, aunque suprimir este grupo de alimentos puede provocar una falta de calcio, vitamina D (necesaria para la absorción del calcio), vitamina B2 y proteínas de elevada calidad.

Los alimentos que contienen seguro lactosa son la leche de vaca, batido de leche, quesos, yogures, mascarpone, quark, feta, crema de leche, postres lácteos, margarina, mantequilla, helados y salsa bechamel.

Los alimentos que pueden contener lactosa (hay que comprobar el etiquetado) son los purés y las sopas instantáneas, pan, pasteles, fiambres y embutidos, pasteles y frituras de carne, sucedáneos de huevos en batidos, flanes, puré de patatas, cremas, bollería, donuts, crépes, bollos, bizcochos, galletas, tostadas, pre-cocinados, cereales enriquecidos, nata, aderezo de ensaladas y mayonesas, sorbetes, tartas, batidos, ponches, malteados, rebozados, sucedáneos de chocolate, bebidas espiritosas, sidra y vino.

También pueden llevar pequeñas cantidades de lactosa algunos medicamentos, complejos vitamínicos y dentífricos.

Es necesario aportar el calcio necesario a través de otros alimentos como las semillas de sésamo, frutos secos, legumbres (soja), algunas verduras como los nabos o el brécol, alimentos enriquecidos en calcio y la leche sin lactosa.

Grupo de los proteicos

Las carnes, pescados, mariscos y huevos proporcionan proteínas de muy buena calidad.

Las carnes aportan hierro, cinc, fósforo, sodio, vitaminas del grupo B y grasas saturadas en mayor o menor grado (con una proporción de colesterol variable).

Las carnes rojas como la ternera, cordero y cerdo son más ricas en hierro que las blancas como el pollo, pavo o conejo.

Dentro del grupo de las vísceras se engloban todas las partes comestibles de un animal que no corresponden a la carne como el hígado, cabeza, criadillas, pulmón, mollejas, sangre, tuétano, riñones, sesos, corazón, lengua, patas, rabo y estómago.

Son alimentos muy nutritivos y además, económicos, interesantes por la elevada calidad de sus proteínas y su riqueza en minerales tan importantes como el hierro y cinc y en vitaminas del grupo B, especialmente B12.

Los pescados también contienen proteína, de un valor biológico similar a la de las carnes. Son una importante fuente de yodo, fósforo, hierro, cinc y vitaminas del grupo B.

Según su contenido en grasa se clasifican los pescados en blancos (hasta el 5% de grasa) como la merluza, rape, besugo, dorada, lenguado, trucha o bacalao, en semigrasos (entre el 5-10%) como el salmonete, sardina, congrio o boquerón y en grasos (por encima del 10%) como el bonito, salmón, atún, anguila o caballo.

Las grasas de los pescados (ácidos grasos omega 3), a diferencia de las de las carnes, son cardiosaludables.

El grupo de los moluscos incluye las ostras, chirlas, almejas, mejillones, los bígaros, los calamares o el pulpo y el de los crustáceos, las gambas, los langostinos, el centollo, los cangrejos, los percebes o las nécoras (con bajo contenido en grasa pero alto en colesterol). Destacan por su gran contenido en cinc (especialmente las ostras) y en hierro (como las carnes).

El huevo es otro alimento importante en una dieta equilibrada. Su proteína contiene los aminoácidos esenciales en las proporciones que requiere el organismo humano. La clara es la parte que contiene la mayor proporción proteica y la yema contiene la grasa y el colesterol (un huevo de peso medio contiene alrededor de 250 mg de colesterol).

Por su alto contenido en proteína podemos añadir a este grupo los frutos secos.

¿Cómo pueden obtener proteína de alta calidad las personas que no consumen alimentos proteicos de origen animal?

Las proteínas contenidas en los vegetales a comparación de las contenidas en los alimentos de origen animal son incompletas, es decir, les falta uno o varios aminoácidos esenciales que son básicos para el mantenimiento de las células. Aun así, al combinarlas de forma adecuada podemos aumentar su calidad.

Las legumbres son pobres en metionina y los cereales, frutos oleaginosos y las semillas son pobres en lisina.

Para obtener proteínas completas podemos combinar legumbres (ricas en lisina) con cereales (ricos en metionina) o legumbres (ricas en lisina) con frutos oleaginosos y semillas (ricos en metionina).

Las personas que no consumen carnes, pescados o huevos pueden obtener proteínas de alta calidad con recetas como las lentejas con arroz, alubias con pasta o mandioca, tortitas de maíz con fríjoles, cuscús con garbanzos y verduras, garbanzos con trigo, soja con arroz y verduras, garbanzos con pan o con piñones, ensalada de lentejas con nueces, ensalada de arroz con frutos secos, pasta con nueces, humus o paté de garbanzos (garbanzos triturados con semillas de sésamo y especias) y los cereales de desayuno o el pan con leche.

Grupo de las grasas

En este grupo se encuentran los aceites vegetales.

Al ser de origen vegetal no contienen colesterol y sus ácidos grasos son insaturados (protegen contra enfermedades cardiovasculares y frenan el envejecimiento de las células de nuestro organismo).

Se clasifican en relación a su origen en aceites de frutos, como el aceite de oliva, y en aceites de semillas y granos como el aceite de girasol, de soja, de pepita de uva, de maíz, de colza, de germen de trigo y de onagra.

Los aceites de coco y de palma (utilizados en la elaboración de pastelería y bollería industrial) son los únicos aceites vegetales que contienen ácidos grasos saturados, por lo tanto no son beneficiosos para la salud y se debe limitar su consumo.

Las margarinas o mantequillas son grasas ricas en vitaminas liposolubles pero su consumo debe ser moderado, siendo aceptable una ración diaria en el desayuno (12 gramos aproximadamente).

Grupo misceláneo

En este grupo se encuentran la sal, azúcar, edulcorantes, alcohol, refrescos, miel y productos de bollería y pastelería.

No son alimentos estrictamente esenciales pero la gente los consume de forma habitual.

TÉCNICAS CULINARIAS

A través de la cocción disminuimos la carga microbiana de los alimentos, facilitamos la digestión proteica de las carnes, de los pescados o de la clara de huevo y posibilitamos la acción de las enzimas que permitirán la hidrólisis de los almidones y las féculas en el proceso de digestión.

Un mal uso de los procedimientos culinarios provocarán la disminución o la pérdida de nutrientes termolábiles, como por ejemplo la mayoría de las vitaminas hidrosolubles e incluso podrán transformar los nutrientes en sustancias irritantes.

Diferentes formas de cocción:

- *Cocciones en agua:* cocido o hervido a presión o tradicional, escaldado o blanqueado y escalfado.

Alimentos más indicados:

- Cocido o hervido: verduras, legumbres, patatas, arroz, pastas alimenticias, huevos, carnes, pescados y sus derivados.
- Escalfado: huevos.

Consejos prácticos:

- Cocido: introducir los alimentos en la cantidad justa de agua hirviendo y aprovechar el caldo sobrante para sopas, salsas, etc.
- Escaldado: mejora la conservación de los vegetales antes de ser congelados.
- Escalfado: el alimento se introduce en agua hirviendo con sal y vinagre o se emplean salsas.
- *Cocciones en grasa:* fritura, rebozado, empanado, salteado, rehogado y sofrito.

Alimentos más indicados:

- Fritura: para todo tipo de alimentos.
- Rebozado y empanado: carnes, pescados y sus derivados, verduras carnosas (pencas de acelga, alcachofas, calabacín y berenjena, tomates...).
- Salteado, rehogado y sofrito: verduras, carne y pescado en trozos pequeños, etc.

Consejos prácticos:

El aceite de oliva resiste mejor las altas temperaturas y empapa menos de grasa al alimento que el resto.

Para rebozados y empanados se aconseja añadir una cucharada de agua o leche por cada huevo batido, hace que el alimento se empape menos de aceite, quede más crujiente, sea menos calórico y más fácil de digerir.

¿Qué grasas debemos utilizar?

Grasa alimentaria	**Uso culinaria**
Aceite de oliva	En fritura En cocción En crudo (para aderezar)

Mantequilla	Para untar Uso en repostería Para aderezar platos (cruda o fundida)
Aceite de maíz	Para cocinar en frío
Aceite de pepita de uva	Para cocinar en frío
Aceite de girasol	En cocción Para aderezar platos
Margarina de girasol	Para untar En repostería Para aderezar platos (fundida)
Manteca de cerdo	Desaconsejada por ser indigesta
Aceite de cacahuete	En fritura En cocción Para aderezar platos

- *Cocciones en agua y grasa:* guisado y estofado.

Alimentos más indicados:

- Carnes y sus derivados, pescados, mariscos, etc.

Consejos prácticos:

- Si se emplean alimentos poco grasos y lo justo de aceite, se obtienen platos poco grasos y de fácil digestión.
- *Cocciones en seco:* plancha, parrilla, gratinado y horno.

Alimentos más indicados:

- Plancha y parrilla: carnes, pescados y sus derivados, huevos, patatas y algunas verduras (judías finas, tiras de calabacín y berenjena, champiñones, setas, espárragos trigueros...).
- Gratinado: verduras con bechamel o con puré de patatas, pastas alimenticias, pescados, carnes, etc.

Consejos prácticos:

No precisan apenas aceite, por lo que son muy útiles en dietas de control de grasas y regímenes de adelgazamiento.

En los gratinados se emplea mantequilla o margarina y queso. El plato se enriquece en grasas de origen animal y por tanto, en calorías. No se debe exceder con la mantequilla y se pueden utilizar quesos bajos en grasa.

- *Otras técnicas:* vapor, baño maría y microondas.

Alimentos más indicados:

- Vapor: todo tipo de alimentos.
- Baño maría: flan, natillas, pudines, etc.
- Microondas: para todo tipo de alimentos.

Consejos prácticos:

- Vapor y papillote (al horno, se envuelven los alimentos en papel de plata u otros aptos para la cocción). No precisan grasa y los alimentos se hacen en su jugo; resultan muy sabrosos y apenas se pierden nutrientes. Son útiles en dietas bajas en grasa, en calorías y en sal.
- Baño María: para cocinar alimentos delicados.
- Microondas: se emplea sobre todo para calentar platos y para descongelar, pero también para cocinar.

¿Cómo minimizar la pérdida de nutrientes en la cocción?

El calor de la cocción es el principal enemigo de algunas vitaminas. Mientras más potente es y cuanto más tiempo se prolonga, mayor es el grado de destrucción (puede llegar al 95% en vitaminas frágiles como la B1 o la C).

Consejos culinarios que ayudan a aprovechar al máximo las vitaminas de las verduras:

- Procurar cocinarlas enteras (mientras más trocitos más pérdidas) y con la piel (pelarlas después de la cocción). No cocerlas con antelación, hacerlo siempre que sea posible antes de su consumo y una vez cocidas taparlas en recipientes para protegerlas de la luz y del aire.
- Añadir unas gotas de limón o vinagre al agua de cocción ya que las vitaminas se conservan mejor en medio ácido y eliminar el bicarbonato que algunos utilizan para conservar su color (este consejo es también válido para las ensaladas después de remojarlas).
- Introducirlas en agua hirviendo utilizando la mínima cantidad de agua, ya que ya contienen mucha. Si se introducen en agua fría, la pérdida vitamínica es muy elevada, sobre todo cuando están troceadas.
- No dejarlas en el agua de cocción después de cocinadas si no se van a consumir con el caldo. Reutilizar este caldo (que está enriquecido con las sales minerales disueltas) para elaborar sopas, caldos o guisos.
- Al asarlas a la plancha o al horno potenciamos su sabor pero provocamos pérdidas de alrededor del 25%, más que con la cocción. Como alternativa se puede optar por el asado al papillote (se han de envolver en papel de aluminio ligeramente engrasado). Con esta técnica culinaria se cuecen en su propio jugo y no es necesario el aliño posterior. Las sales minerales se conservan en su totalidad siempre que consumamos el jugo de cocción y dado que no hay dilución del alimento en agua, se pierde menos cantidad de vitaminas sensibles al calor.
- También se puede optar por cocinar al vapor, al no producirse dilución se conservan mejor los nutrientes.

- Si tenemos intención de congelarlas se puede utilizar la técnica culinaria del escaldado. Con este se destruyen las enzimas que oxidan las vitaminas. Primero hay que limpiarlas, después hay que introducirlas en agua hirviendo durante 2-4 minutos y, por último hay que colocarlas en el recipiente donde se van a congelar (mejor al vacío).

Consejos culinarios que ayudan a aprovechar al máximo las vitaminas en otros alimentos:

- Evitar las cocciones agresivas en los pescados, ya que se destruyen las vitaminas y se alteran los ácidos grasos insaturados. Se aconseja cocinarlos al vapor, que es una técnica culinaria rápida.
- Evitar las cocciones agresivas en las carnes (que las quemen o las tuesten) como la barbacoa, ya que se destruyen las vitaminas y se deforman y crean sustancias carcinógenas.

Observación:

- Cocinar los alimentos durante el menor tiempo posible. Ajustar la tapa para evitar todo lo posible la oxidación y la evaporación. Cocer en el mínimo de agua.
- Salar el agua de cocción desde el mismo principio (la sal reduce la difusión de vitaminas y sales minerales).

CARACTERÍSTICAS Y DISTRIBUCIÓN DE LAS COMIDAS. PLANIFICACIÓN DE MENÚS EQUILIBRADOS.

Una alimentación equilibrada debe cubrir el número de raciones recomendadas de los diferentes grupos de alimentos. Estos se deben distribuir durante todo el día en 4 o 5 comidas: desayuno-media mañana, almuerzo, merienda y cena.

La fragmentación de las calorías diarias en varias comidas (conviene dejar un mínimo de 3 horas entre una y otra) favorece la asimilación de nutrientes por el organismo, evita picar entre horas y mantiene un mejor control de la glucemia en sangre, en definitiva, asegura un buen estado de salud y de bienestar físico y emocional.

Distribución de calorías en las diferentes comidas:

Comida	% calórico respecto al total de la alimentación diaria
Desayuno-media mañana	25-30%
Almuerzo	30-35%

Merienda	10-15%
Cena	25-30%

Desayuno-media mañana.

El desayuno es una de las comidas más importante del día. Después de 8 a 10 horas de sueño y sin consumir ningún alimento es necesario un aporte de combustible energético para evitar alteraciones en el funcionamiento del organismo durante la mañana. Si nos saltamos esta comida tenemos déficit de glucosa y como consecuencia aparece el decaimiento, la falta de concentración y alteraciones en el humor.

El no saltárselo ayuda a conseguir una buena distribución de las calorías a lo largo de todo el día y por lo tanto, favorece un buen mantenimiento del peso.

Debe estar *formado* por:

- 1 pieza de fruta fresca o zumo natural.
- Pan (biscotes, galletas tipo maría o bollería de forma ocasional).
- Jamón o charcutería (limitar la grasa), pescado en conserva o queso o mantequilla o margarina + mermelada.
- Leche (con o sin café o té o infusión).

	Menú tipo 1	**Menú tipo 2**
Primer plato	Grupo de los farináceos: patata o cereales (pasta, arroz, cuscús,...) o legumbres (lentejas, garbanzos, habas,...)	Grupo de las verduras y hortalizas (alcachofas, judías verdes, acelgas, espinacas,...)
Segundo plato	Grupo de los proteicos (carnes, pescados, mariscos o huevos)	Grupo de los proteicos (carnes, pescados, mariscos o huevos)
Guarnición	Grupo de las verduras y hortalizas (alcachofas, judías verdes, acelgas, espinacas,...)	Grupo de los farináceos: patata o cereales (pasta, arroz, cuscús,...) o legumbres (lentejas, garbanzos, habas,...)
Postre	Grupo de los lácteos (yogures, natillas, flanes, el arroz con leche, batidos, queso fresco o requesón con miel o con membrillo, etc.)	Grupo de las frutas (macedonia, zumo natural,...)
Aliño	Aceite de oliva o de semillas	Aceite de oliva o de semillas
Acompañamiento	Pan y agua	Pan y agua

Almuerzo

Consejos prácticos:

- Los arroces se pueden preparar en forma de paella, a la cubana, a la milanesa, como ingrediente en la sopa de pescado, etc.
- La pasta se puede consumir en forma de macarrones, espaguetis, canelones, fideos, tallarines, sémolas, etc.
- Las legumbres se pueden consumir en potaje, en ensalada, de guarnición, etc.
- Las patatas se pueden preparar en forma de puré, al horno, fritas, etc.
- Alternar las carnes y pescados grasos con los magros. Intentar no repetir el mismo alimento en la comida y en la cena, es decir, si al medio día se consume carne alternar por pescado o huevo por la noche.
- Los huevos se pueden consumir duros, fritos, escalfados, revueltos, en tortillas, como ingredientes en natillas, en mahonesas, en rebozados, etc.
- Siempre que el primer plato sea un farináceo se aconseja una guarnición para el plato proteico de verdura cruda o cocida. Si el primer plato es un farináceo se puede acompañar el plato proteico con patata o legumbre o cereales.
- Si se consume verdura cruda en el menú se puede tomar de postre fruta en almíbar o al horno o un postre lácteo. Si la verdura del menú está cocida se aconseja optar por una fruta cruda en el postre.
- Si el menú contiene muchos farináceos se aconseja no abusar del pan de acompañamiento. Optar por repartirlos durante todo el día (media mañana o suplemento antes de ir a dormir).

Merienda.

- Leche con café (opcional).
- Pan o galletas tipo maría.

Cena.

Antes de irse a dormir es importante hacer una última comida, más ligera que el almuerzo pero igual de balanceada. Debe ser fácil de digerir y se debe realizar a una hora prudente (1 o 2 horas antes de acostarse), para que el cuerpo haga la digestión antes de conciliar el sueño y se facilite el descanso nocturno.

- Primer plato: sopa o purés varios o verdura + patata.
- Segundo plato: carnes, pescados o huevos con guarnición vegetal (en función de la opción del almuerzo).

- Postre: pieza de fruta o postre lácteo (en función de la opción del almuerzo).
- Pan de acompañamiento y agua.
- Aceite de oliva o de semillas.

VI.
EL EJERCICIO Y LA SALUD DEL ANCIANO

La actividad física es una herramienta de salud en cualquier edad. Un estilo de vida físicamente activo (caminar con regularidad, subir y bajar escaleras, cuidar el jardín o el huerto, hacer las tareas de la casa, etc.) se asocia una mejora en el estado general de salud. Las personas sedentarias tienen mayor riesgo de padecer ciertas patologías como las cardiovasculares, hipertensión arterial, cáncer, diabetes, obesidad, osteoporosis, etc.

Hay diferentes programas de actividad física que incluyen la natación, las actividades acuáticas, la bicicleta (normal o estática) y otros más suaves para aquellas personas con alguna limitación para caminar o mantenerse estable como los estiramientos, que mejoran la flexibilidad, facilitan los movimientos y reducen el riesgo de lesiones musculares.

¿Porqué es beneficioso el ejercicio físico?

- Mejora la forma y la función cardiovascular, evitando la fatiga y reduce el riesgo de enfermedades cardiovasculares.
- Mejora el estado de ánimo, ayuda a eliminar el estrés emocional y las tensiones, alivia y previene la depresión, reduce la ansiedad, mejora la autoestima, mejora la calidad del sueño y produce sensación de bienestar general.
- Normaliza los niveles de glucosa y de colesterol en sangre.
- Aumenta el gasto calórico del organismo, contribuyendo a la pérdida de peso y al mantenimiento del mismo.
- Mejora la absorción de calcio en los huesos, mejora la densidad ósea y previene la osteoporosis.

- Ayuda a mantener un estilo de vida independiente (incrementa la capacidad para desarrollar tareas cotidianas y laborales).
- Ayuda a disminuir las consecuencias de ciertas discapacidades y puede favorecer el tratamiento de algunas patologías que cursan con dolor.

¿Qué riesgos comporta el ejercicio físico en los ancianos?

El ejercicio físico moderado y adaptado no comporta riesgos para la salud a las personas de edad avanzada. El problema se origina cuando el anciano sobreestima sus propias capacidades e intenta mantener un tono físico similar al de otras épocas pasadas. Un ejercicio demasiado intenso puede comportar graves peligros: riesgo cardiovascular y fracturas (el aparato locomotor está frágil y pequeños traumatismos se pueden convertir en grandes lesiones).

En edades avanzadas no se debe hacer ejercicio hasta *consultar con su médico si se tiene:*

- Cualquier nuevo síntoma no diagnosticado.
- Dolor en el pecho.
- Palpitaciones del corazón rápidas, irregulares o agitadas.
- Severa dificultad para respirar.
- Pérdida significante y continua de peso que no ha sido diagnosticada.
- Infecciones como la neumonía, acompañada por fiebre.
- Fiebre que puede causar deshidratación y unas palpitaciones aceleradas del corazón.
- Trombosis aguda (coágulos de sangre en una vena).
- Una hernia que esté provocando síntomas.
- Dolores persistentes de pie o tobillos.
- Hinchazón de las articulaciones.
- Dolor persistente o disturbios al caminar después de una caída (el anciano podría tener una fractura y no saberlo, y el ejercicio podría causarle más daño).
- Ciertas condiciones oculares, como un derrame sanguíneo en la retina o el desprendimiento de la retina (consultar al médico antes de hacer ejercicios después de una operación de cataratas o de un implante de lente, o después de un tratamiento láser u otra cirugía de ojo).

Ejemplos de actividades y ejercicios de resistencia:

Moderados	**Vigorosos**
Natación Montar en bicicleta Montar en una bicicleta de ejercicio Jardinería	Subir escaleras/escalones o escalar montañas o rocas Nadar muchas vueltas continuas en la piscina

Caminar ligero Limpiar el piso Golf (sin carro eléctrico) Tenis (dobles) Padel Ping Pong Voleibol Remar Bailar	Caminata enérgica Apalear nieve Esquiar Tenis Padel Trotar

Las personas que han estado inactivas por mucho tiempo, deben iniciarse con ejercicios moderados e ir aumentando intensidad de forma gradual.

Se recomienda que se realice un mínimo de 30 minutos diarios de alguna actividad física moderada.

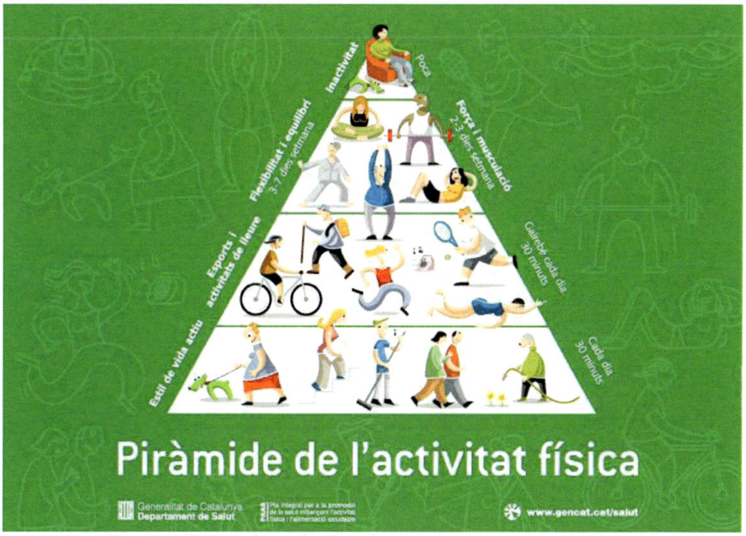
Inactivitat
Poca
Flexibilitat i equilibri
3-7 dies setmana
Força i musculació
2-3 dies setmana
Esports i activitats de lleure
Gairebé cada dia
30 minuts
Estil de vida actiu
Cada dia
30 minuts
Piràmide de l'activitat física
Generalitat de Catalunya
Departament de Salut
www.gencat.cat/salut

Fuente: Generalitat de Catalunya, Departament de Salut.

Ideas para mejorar la forma física con las actividades diarias:

- Coger las escaleras en lugar del ascensor.
- Desplazarse caminando siempre que sea posible y bajar unas paradas antes del transporte público.
- Planear salidas con los amigos que impliquen ejercicio físico y tener que desplazarse: ir a museos, teatros, cines, ir a buscar setas o espárragos, etc.
- Ir a la playa y aprovechar para nadar o pasear sobre la arena en lugar de quedarse estirados todo el rato.

- Si se tiene mascota salir a pasear con ella.
- Salir a bailar o jugar a billar son estupendas opciones de mejorar la flexibilidad y pasarlo bien.

Ejemplos de ejercicios de fortalecimiento

- *Levantamiento de brazos* (para fortalecer los músculos de los hombros):
  - Sentarse en una silla con la espalda derecha.
  - Mantener los pies planos sobre el suelo, distanciados y alineados con los hombros.
  - Con algún peso en las manos, colocar los brazos a los costados, con las palmas hacia adentro.
  - Levantar ambos brazos hasta la altura de los hombros, paralelos al suelo.
  - Mantener la posición por 1 segundo.
  - Bajar lentamente los brazos a los costados.
  - Pausa.
  - Repetir el ejercicio de 8 a 15 veces.
  - Descansar; hacer otra serie de 8 a 15 repeticiones.

  Observación: si es posible usar pesas pequeñas.
- *Flexión de rodilla* (para fortalecer los músculos posteriores de los muslos):
  - Ponerse derecho, agarrándose en una silla o mesa para mantener el equilibrio y no caer.
  - Doblar lentamente la rodilla todo lo posible (o mover la parte de arriba de la pierna; solamente la rodilla).
  - Mantener la posición.
  - Bajar lentamente el pie a la posición original.
  - Repetir con la otra pierna.
  - Alternar las piernas hasta que se hayan hecho de 8 a 15 repeticiones con cada pierna.
  - Descansar.
  - Hacer otra serie de 8 a 15 repeticiones, alternando las piernas.

  Observación: si es posible usar pesas de tobillos.

Ejemplos de ejercicios de fortalecimiento/equilibrio

- *Flexión de cadera:*

  El anciano debe agarrarse a una silla o mesa con una mano para luego pasar a hacerlo con un dedo y por último sin el uso de las manos. El ejercicio debe hacerse con los ojos cerrados, siempre que se pueda mantener el equilibrio.

- Colocarse derecho, agarrándose a una silla o mesa para mantener el equilibrio.
- Doblar la rodilla lentamente hacia el pecho, sin doblar la cintura o la cadera.
- Mantener la posición.
- Bajar la pierna lentamente hacia el suelo.
- Repetir con la otra pierna.
- Alternar las piernas hasta que se hayan hecho de 8 a 15 repeticiones con dada una.
- Descansar, después hacer otra serie de 8 a 15 repeticiones, alternando las piernas.

• *Levantamiento de pierna hacia el costado:*

El anciano debe agarrarse en una silla o mesa con una mano, luego con solo un dedo para finalmente hacerlo sin el uso de las manos. El ejercicio debe hacerse con los ojos cerrados, siempre que se pueda mantener el equilibrio.

- Ponerse de pie derecho, detrás de una silla, con los pies apenas separados.
- Sostenerse de la silla para mantener el equilibrio.
- Levantar lentamente una pierna hacia el costado, de 6 a 12 pulgadas.
- Mantener la posición.
- Bajar lentamente la pierna.
- Repetir con la otra pierna.
- La espalda y las rodillas deben permanecer derechas durante este ejercicio.
- Alternar las piernas hasta que se haya repetido el ejercicio de 8 a 15 veces con cada una.
- Descansar.
- Hacer otra serie de 8 a 15 repeticiones, alternando las piernas.

Ejemplos de ejercicios de estiramiento

• *Pantorrillas:*

Para estirar los músculos de la parte inferior de las piernas en 2 formas: con la rodilla doblada y la rodilla derecha.

- Colocarse con las manos sobre la pared, los brazos hacia adelante y los codos derechos.

- Mantener la rodilla izquierda apenas doblada, los dedos del pie derecho apenas doblados hacia adentro y dar un paso hacia atrás de 12 a 24 pulgadas con una pierna, el talón y pie planos sobre el suelo (es normal sentir un tirón en la pantorrilla, pero no se deberá sentir en ningún momento molestia, si no se siente ningún tirón, mover el pie un poco más hacia atrás hasta que se sienta).
- Mantener la posición por 10 a 30 segundos.
- Doblar la rodilla de la pierna más alejada de la pared, manteniendo el pie fijo sobre el suelo.
- Mantener la posición por 10 a 30 segundos adicionales.
- Repetir con la otra pierna.
- Repetir el ejercicio de 3 a 5 veces con cada pierna.

• *Estiramiento de muñeca:*
  - Colocar las manos juntas, como si se estuviera rezando.
  - Levantar lentamente los codos hasta que los brazos estén paralelos al suelo, manteniendo las manos firmes y juntas.
  - Mantener la posición por 10 a 30 segundos.
  - Repetir el ejercicio de 3 a 5 veces.

VII. DESNUTRICIÓN EN EL ANCIANO

Una alimentación incompleta y deficiente provoca la carencia de uno o más nutrientes y como consecuencia la aparición de enfermedades.

Un estado nutricional carencial en el anciano constituye un importante factor negativo, debido a que agrava las enfermedades crónicas y deteriora el pronóstico en el curso de enfermedades agudas.

En general, los ancianos desnutridos enferman más que las que no lo están y los que mantienen un estado nutricional adecuado mantienen las funciones de los diferentes órganos y sistemas, mayor vitalidad, energía y bienestar general.

El grupo de la población anciana es nutricionalmente hablando muy vulnerable. Indudablemente, dependiendo del medio en el que viva la persona, habrá mayor o menor desnutrición. Diferentes estudios rebelan que entre el 5% y el 32% (hasta el 50%) de los ancianos presentan malnutrición y que el 18% de los que están hospitalizados durante 6 meses o más padecen desnutrición grave.

¿Quiénes tienen mayor riesgo de sufrir desnutrición?

Hay múltiples factores que provocan desnutrición en los ancianos como la falta de educación nutricional, la merma de recursos económicos que impide adquirir los alimentos necesarios para obtener las dietas especiales a las que se deben someter en función de las patologías que padecen, la existencia de algún grado de discapacidad o limitación física que los dirige a un mayor aislamiento social, con tendencia a comer platos fáciles y rápidos de preparar, aquellas enfermedades que limitan el consumo de alimentos y la toma de algunos medicamentos.

¿Cuáles son las principales causas de desnutrición en la vejez?

- Mayor frecuencia de trastornos del ánimo así como de problemas cognitivos que favorecen rechazo y conductas alteradas de alimentación.
- Disminución de la sensación del gusto (disgeusia) y del olfato (hipogeusia), por lo tanto existe una menor posibilidad de diferenciar sabores (sobretodo los dulces y salados) y aparición de anorexia.
- Pérdida progresiva de piezas dentales y uso de prótesis que no se ajusta a la cavidad bucal y provoca molestias.
- Disminución de vista o de oído que provocan una menor capacidad para efectuar actividades de la vida diaria, con la consecuente mayor dificultad para obtener y preparar los alimentos.
- Problemas psicológicos (confusión, demencia, depresión, duelo).
- La hospitalización (dietas restrictivas poco justificadas, menús poco atractivos/inadaptados, falta de ayuda, enfermedad).
- Interacción fármaco/nutriente (anorexia, náuseas, hipogeusia, disgeusia, xerostomía).

¿Qué indicadores contribuyen a reflejar la desnutrición y sus complicaciones?

Existe un grupo de *indicadores menores* que nos facilitan información sobre el uso de los fármacos, el consumo de alcohol, el estado de hidratación, el estado neurológico, signos clínicos, etc.: alcoholismo, deterioro cognitivo, polimedicación, síndromes de malabsorción, insuficiencia renal crónica, anorexia, nauseas, disfagia, apatía, fatiga, pérdida de memoria, deshidratación, alteraciones del estado oral o dental, mala cicatrización de las heridas, retención de líquidos, pérdida de grasa subcutánea o de masa muscular y disminución de minerales o vitaminas como el hierro, el cinc o el ácido ascórbico.

Por otro lado, hay un grupo de *indicadores mayores* que nos proporcionan información referente al tipo de ingesta alimentaria, características antropométricas, enfermedades crónicas, carencias nutricionales y parámetros bioquímicos:

- Ingesta alimentaria inadecuada (exceso o déficit).
- Pérdida de peso involuntaria de un 5% en un mes, de un 7,5% en 3 meses o de un 10% en 6 meses.
- Bajo peso o sobrepeso y obesidad.
- IMC inferior a 22 kg/m^2.
- Circunferencia muscular del brazo por debajo del percentil 10.
- Pliegue cutáneo tricipital inferior al percentil 10 o superior al percentil 95.

- Osteoporosis.
- Osteomalacia.
- Déficit de folatos o de vitamina B12.
- Albúmina sérica inferior a 3,5 g/dl.
- Cambio en el estado funcional.
- Enfermedades relacionadas con la nutrición.

Tratamiento para la desnutrición.

El primer paso es detectar la causa de la desnutrición y después, tratar las causas subyacentes, por ejemplo, curar o mejorar la enfermedad responsable de la desnutrición, hacer una buena educación nutricional (tanto al anciano como a los familiares y cuidadores) para corregir los hábitos dietéticos inadecuados y dar ideas para la elaboración de platos nutritivos y apetitosos, retirar la medicación que quita el apetito y sustituir por otra que no tenga efectos secundarios relacionados con la alimentación, buscar soluciones para que el anciano pueda obtener alimentos frescos y variados, etc.

Tipos de desnutrición

Para llevar a cabo la clasificación de los diferentes tipos de desnutrición se recomienda utilizar, a partir del 1 Enero de 2016, el CIE-10 (Clasificación Internacional de Enfermedades). Instrumento que tiene como finalidad la clasificación de enfermedades, sus afecciones y de las causas extrínsecas de estas y los traumatismos, permitiendo de esta manera que todo el personal sanitario se guie por un lenguaje común.

CIE-10 Tipos de desnutrición (E40 a E46).

<table>
<tr><td colspan="2">E40 Kwashiorkor</td></tr>
<tr><td colspan="2">E41 Marasmo nutricional</td></tr>
<tr><td colspan="2">E42 Kwashiorkor marasmático</td></tr>
<tr><td colspan="2">E43 Desnutrición proteicocalórica severa, no especificada</td></tr>
<tr><td rowspan="2">E44 Desnutrición proteicocalórica de grado moderado y leve</td><td>E44.0 Malnutrición proteicocalórica moderada</td></tr>
<tr><td>E44.1 Malnutrición proteicocalórica leve</td></tr>
<tr><td colspan="2">E45 Retardo del desarrollo debido a desnutrición proteicocalórica</td></tr>
<tr><td colspan="2">E46 Desnutrición proteicocalórica, no especificada</td></tr>
</table>

- *Desnutrición calórica o de marasmo:* Se encuentra caracterizada por presentar alteraciones en las medidas antropométricas, así como por la caída del pelo, piel seca y fría, hipotensión, anemia, atrofia muscular, apatía e hipotonía.
- *Desnutrición proteica o de Kwashiorkor:* Se caracteriza por la presencia de edemas y por una hipoproteinemia, además el peso puede estar mantenido. Esta desnutrición puede causar demoras en la cicatrización, la aparición de fístulas, aumento del riesgo de infección, mayor predisposición a la formación de úlceras y atrofia muscular, entre otra sintomatología.
- *Desnutrición mixta o Kwashiorkor marasmático:* Combinación de las dos anteriores, donde se produce pérdida de grasa, de los depósitos magros y de las proteínas presentes en las vísceras. Se puede decir que es la más peligrosa de las tres.

A su vez cada uno de estos tipos de desnutrición se puede dividir en leve, moderada o grave en función de su gravedad.

Factores causantes de la desnutrición en el anciano

La totalidad de las alteraciones causadas por el envejecimiento provocan que el sujeto sea más frágil ante las enfermedades, entre las que podemos destacar la desnutrición. Estas alteraciones, que hacen del anciano un ser vulnerable ante la desnutrición, pueden ser, fisiológicas, sociales y psicológicas.

Alteraciones fisiológicas

En el sistema músculo esquelético uno de los cambios fisiológicos más significativos tiene lugar en la composición corporal. Durante el envejecimiento se produce una disminución de hasta 6,3% de la masa magra y un aumento de la masa grasa, pasando de un 15% a un 30% del peso corporal. Además esta grasa corporal cambia de distribución, pasando la grasa subcutánea de las extremidades al tronco. Esta redistribución de la grasa puede traer consigo dificultades para el mantenimiento de la temperatura corporal, cambios en el metabolismo de ciertos fármacos y complicaciones en algunas patologías, como la hipertensión y la hiperlipidemia.

Hay que tener en cuenta, que el músculo esquelético constituye la mitad de la masa magra corporal, por lo que al producirse un declive de esta también se produce en el músculo esquelético, conociéndose esto como sarcopenia. La sarcopenia produce un decrecimiento en la síntesis y producción de proteínas, así como en el segregado de hormonas sexuales y anabólicas, provocando debilidad y pérdida de funcionalidad y fuerza. No hay que olvidarse de que el diafragma es un músculo esquelético, que también se ve afectado por la sarcopenia, cabe decir que este músculo es indispensable para la ventilación pulmonar, por lo que al ser afectado la función respiratoria del anciano se ve perjudicada.

Existe una correlación entre la salud oral y la desnutrición, a esta edad es normal la presencia de enfermedades periodontales, un estado dental deficiente y la falta de piezas, que en ocasiones están sustituidas por prótesis en bastante mal estado, lo cual trae consigo la pérdida de apetito, así como dificultades en la masticación y la deglución. También se producen cambios en la masticación y la deglución debido a diferentes causas, como pueden ser la disfagia, la candidiasis oral y las dispepsias.

La disfagia es una palabra que si la traducimos literalmente significa dificultad para comer. Desde el campo de la medicina este término es utilizado para designar algún cambio o problema en la deglución. La deglución se puede definir como un proceso neuromuscular complejo, en el que como se produzca una alteración, ya sea funcional o anatómica en las estructuras que lo integran conlleva a la disfagia.

Por el propio envejecimiento se produce un deterioro progresivo de dichas estructuras, generándose de esta manera una alta prevalencia de disfagia, considerándose por ende un síndrome geriátrico que afecta de un 7% a un 22% de la población anciana, aumentado estos valores en los anciano institucionalizados incluso hasta un 78%.

En la actualidad uno de los métodos más utilizados en nuestro país para su diagnóstico es la exploración clínica de volumen- viscosidad, método que tiene que ser realizado en centros especializados, ya que la seguridad del paciente puede verse comprometida en la prueba de las diferente texturas.

Una reducción en el número de papilas gustativas produce una pérdida de apetito, ya que produce un declive en la percepción organoléptica, sobre todo del gusto y el olfato, provocando un consume menor de alimentos y un aumento en el uso del azúcar y la sal.

En el sistema gastrointestinal se produce un descenso de la producción de saliva y jugo gástrico. La menor producción de jugo gástrico disminuye la absorción de ciertas vitaminas y minerales, como es el caso de la vitamina B12 y el hierro, además puede causar intolerancia a la lactosa y a las grasas, dificultar la digestión y provocar una sensación de saciedad temprana. Un descenso en la producción de saliva conducirá a un peristaltismo enlentecido y estreñimiento.

En el sistema renal también se producen ciertos cambios, disminuye la tasa de filtración glomerular y el número de nefronas, produciendo así cambios en el cómputo ingesta, excreción de agua, electrolitos y nitrógeno. De esta manera las personas mayores presentan una mayor facilidad para deshidratarse, hecho que además se ve agravado por una disminución en la sensación de sed, que también es común en los ancianos.

Alteraciones psicológicas

La depresión y la demencia son dos de las principales causas del deterioro cognitivo en los ancianos, el cual conlleva a una disminución de la autonomía de las personas. La depresión en la vejez se suele manifestar por una pérdida de ánimo y por la muestra de falta de interés para la realización de la ABVD, mientras que la demencia viene dada por cambios en la memoria, el habla, el estado de ánimo, etc.

Tanto la depresión como la demencia provocan cambios en los hábitos alimentarios que conllevan a la desnutrición del paciente.

La depresión y la desnutrición podría decirse que son como un círculo vicioso, ya que la depresión va asociada con riesgo de desnutrición, pero también se ha demostrado que la mayoría de las personas con desnutrición presentan sintomatología depresiva, esto podría deberse a la falta de algunos nutrientes que participan en el funcionamiento cerebral, encargándose de la trasmisión simpática4. En resumidas cuentas se puede decir que la depresión puede estar originada por factores dietéticos, del mismo modo la sintomatología depresiva puede ocasionar modificaciones en el estado nutricional.

Alteraciones sociales

En esta etapa de la vida se producen una seria de cambios, como puede ser, la llegada de la jubilación, que trae consigo una disminución de los ingresos, lo cual influye a la hora de realizar la compra, y por tanto en lo que se come, También la viudez y las modificaciones familiares, como la marcha de los hijos o nietos del hogar, que crean una sentimiento de soledad y tristeza, influyendo bastante en la nutrición.

La falta de redes de apoyo ya sean familiares o sociales, la falta de cuidado y una familia disfuncional influyen directamente sobre la desnutrición.

A medida que se envejece es frecuente la aparición de diferentes enfermedades crónicas. La confluencia de varias de estas enfermedades hace que se tome una medicación que normalmente pasa también a ser crónica. La polimedicación causa alteraciones nutricionales y digestivas en el anciano, ya que interfiere en la absorción y el metabolismo de algunos nutrientes y cambia la funcionalidad digestiva, además esta polimedicación también puede causar interacciones entre los propios fármacos y nutrientes.

Consecuencias de la desnutrición en el anciano

- Disminución de la respuesta inmunitaria, lo que conlleva una mayor propensión a sufrir infecciones.
- Retardo en la curación y cicatrización de heridas.
- Debilidad muscular, que puede llegar a producir caídas y fracturas.
- Fomenta la aparición de problemas digestivos, metabólicos, endocrinos, cardíacos y respiratorios.
- La recuperación posquirúrgica se ve retrasada.
- Aumento de mortalidad.
- Incremento de las tasas de hospitalización.

Métodos de valoración de la desnutrición en el anciano

El primer paso en la valoración nutricional del anciano debe ser siempre un cribado nutricional, con el que se detecte si hay riesgo de desnutrición o desnutrición. Este cribado nos permite acceder a un amplio número de pacientes en un tiempo reducido, además con él podemos valorar si el paciente necesita una valoración nutricional exhaustiva, la cual se realiza cuando hay riesgo de desnutrición o desnutrición. El cribado nutricional forma parte de la valoración geriátrica integral, por lo que se debe de realizar periódicamente y de forma sistemática a todos los pacientes, ya sean ambulatorios, institucionalizados u hospitalizados.

Los instrumentos de cribado deben de reunir una serie de características: rápidos, simples, específicos, precisos, coste- eficiente. A nivel mundial la herramienta más utilizada es el MNA.

Para la valoración nutricional exhaustiva del anciano se pueden emplear varios métodos, entre los que podemos destacar: las medidas antropométricas, las escalas nutricionales y los parámetros bioquímicos. Hay que destacar que la incidencia de desnutrición puede variar dependiendo del método utilizado, ya que cada uno presenta una sensibilidad diferente.

Valoración antropométrica

Los principales *parámetros* a valorar en estos pacientes son:

- *Talla:* Los cambios sufridos en la talla son un parámetro a valorar, ya que es un valor imprescindible para el cálculo del IMC. En numerosas ocasiones en esta población resulta difícil la toma de la talla, por lo que se utilizan diferentes métodos de estimación. Uno de los más utilizado hasta el momento es la fórmula de Chumlea (medida de la distancia talón-rodilla).
- *Peso:* La pérdida de peso es un indicador importante de desnutrición, el cual se evalúa calculando el porcentaje de pérdida de peso habitual.

Cuando el peso habitual no se conoce, también se puede estimar mediante diferentes fórmulas. Se considera una pérdida de peso relevante cuando la pérdida de peso es igual al 5% en 1 mes, al 7,5% en 3meses y al 10% en 6 meses.

- *IMC:* Relacionando el peso y la talla nos da a conocer información sobre la idoneidad del peso en un momento señalado9. Hay que tener en cuenta que tanto la talla como el peso en los ancianos se encuentran alterados por los cambios del envejecimiento, lo cual puede alterar los valores del IMC, pudiendo dar valores normales cuando en realidad están desnutridos, por esta razón se han establecido unos valores de corte diferentes para este grupo poblacional.
- *Circunferencia brazo:* Ofrece información acerca del tejido muscular y adiposo.
- *Circunferencia pantorrilla:* Nos da a conocer la pérdida de tejido muscular en el adulto mayor. Es un parámetro muy sensible.

Valoración bioquímica

Los indicadores bioquímicos más utilizados son las proteínas viscerales y el estudio eritrocitario. Estos indicadores son muy útiles, ya que pueden detectar déficits nutricionales antes de que otros parámetros, como los antropométricos, se vean alterados.

La albúmina plasmática se puede considerar como uno de los mejores parámetros bioquímicos de desnutrición.

La serie roja nos proporciona información acerca del déficit de nutrientes, que normalmente viene manifestado por la anemia.

También es recomendable considerar los niveles de colesterol.

Hay que tener en cuenta que todos estos parámetros también pueden alterarse por otras patologías.

Escalas nutricionales

Son una de las herramientas más utilizadas para la detección de la desnutrición, además de las más fiables. Resultan de gran ayuda para la realización de una buena valoración. Podemos *destacar:*

- *MNA:* Es un método que presenta una alta sensibilidad y especificidad en la validez de su diagnóstico. Una de sus características fundamentales es la detección del riesgo de malnutrición antes de que aparedcan alteraciones en los parámetros antropométrico y bioquímicos. En la actualidad consta de dos versiones, ya que en el 2001 se creó el MNA-Short Form (MNA-SF), que es una versión corta utilizada normalmente para el cribado. La versión larga tiene 18 ítems que se pueden separar en 4 categorías: parámetros antropométricos, situación general del paciente, encuesta dietética y una valoración subjetiva. En esta escala se puede considerar que un paciente está mal nutrido si la puntuación ≤ 17 y que presenta un buen estado nutricional si la puntuación es ≥ 24, la máxima puntuación que se puede obtener es de 30.

- *NRS:* Esta escala presenta dos apartados: en uno se estudia el estado nutricional y en el otro la severidad de la enfermedad. Se encuentra validad para pacientes hospitalizados.
- *MUST:* En la actualidad está validado tanto para los hospitales, como para las consultas y residencias. Se utiliza para identificar si hay desnutrición proteicoenergética.
- *VGS:* Para el estudio de la desnutrición esta escala se fracciona en tres partes, por un lado se mira la historia clínica, por otros se realiza una exploración física y la última parte hace referencia al el grado de desnutrición. Hay que destacar que es una de las pocas escalas que valora la capacidad funcional.

Independientemente de la valoración que se utilice, a todos los ancianos se les debería revisar la historia clínica y realizar un test de Barthel y un MEC.

Prevalencia de desnutrición en el anciano según el nivel asistencial en el que se encuentren

En la actualidad la mayor prevalencia de desnutrición recae sobre los ancianos hospitalizados. Si esa desnutrición ya se da en el momento del ingreso no es tan preocupante como si se produce durante el mismo, que es lo que ocurre en la mayoría de los casos. Hasta el momento no se sabe con total seguridad lo que causa esto, pero en la mayoría de los casos se cree que es debido al estrés que causa la propia hospitalización, los efectos de las terapias y un mal cuidado de los factores ambientales y alimenticios.

En los ancianos institucionalizados también se da un porcentaje de desnutrición mayor que en los ancianos independientes, esto se puede deber a que cuando ingresan en estos centros deben de adaptarse a otros hábitos de vida muy diferentes a los suyos propios. Hay unos horarios establecidos, la forma de preparación de las comidas es diferente, por lo que encuentran sabores a los que no están acostumbrados, tienen que adaptarse a un menú y no pueden elegir lo que les apetece en ese momento, etc.

Todo esto les genera sentimientos de ansiedad y angustia, los cuales afectan de forma negativa sobre la ingesta de alimentos.

Mundialmente la población está envejeciendo, y como ya sabemos la nutrición es uno de los grandes síndromes geriátricos, por lo tanto es una patología que cada vez afecta a más gente. Reconocer cuales son los factores que la causan y como se debe de valorar es un paso muy importante para poder prevenirla, o actuar de forma precoz sobre ella.

Durante el envejecimiento se sufren una serie de modificaciones que hacen del adulto mayor un ser vulnerable a la hora de padecer ciertas patologías. Estos cambios pueden ser fisiológicos, psicológicos y sociales.

La desnutrición trae consigo una serie de consecuencias, que además de afectar de forma importante sobre la persona provocan grandes gastos a la sociedad.

Para la valoración de la desnutrición en APS se debería de realizar un cribado nutricional, en el caso de que este cribado nos diere positivo deberíamos hacer una valoración exhaustiva. Esta valoración puede ser antropométrica, bioquímica o a través de escalas nutricionales.

En la actualidad hay una clara diferencia en el porcentaje de desnutrición, dependiendo si los ancianos son independientes, están institucionalizados o hospitalizados.

VIII. VALORACIÓN DEL ESTADO NUTRICIONAL Y VALORACIÓN GERIÁTRICA INTEGRAL

La valoración del estado nutricional en geriatría debe formar parte de la valoración geriátrica integral (VGI) o valoración geriátrica exhaustiva.

La VGI es un proceso diagnóstico multidimensional e interdisciplinario formado por terapeutas ocupacionales, dietistas, personal de enfermería, médicos, trabajadores sociales, fisioterapeutas, psicólogos y neurólogos, diseñado para identificar y cuantificar los problemas físicos, funcionales, psíquicos y sociales que pueda presentar el anciano, con el objeto de desarrollar un plan de tratamiento y seguimiento de dichos problemas así como la óptima utilización de recursos para afrontarlos.

Esta herramienta es fundamental y demuestra incuestionables ventajas como una mayor precisión diagnóstica, una reducción de la mortalidad, una mejoría del estado funcional, una utilización correcta de recursos, una disminución de institucionalización y una disminución de hospitalización.

Objetivos de la valoración nutricional en geriatría:

- Determinar las situaciones de riesgo de malnutrición mediante una intervención nutricional precoz.
- Identificar las situaciones y los factores implicados en el desarrollo de desnutrición.
- Diagnosticar el estado de malnutrición evidente o de curso subclínico que puede pasar inadvertido en exploraciones no específicas.
- Identificar la etiología de los posibles déficits nutricionales.
- Diseñar el soporte nutricional adecuado que conduzca a una mejoría del estado de salud del anciano.
- Evaluar la efectividad del soporte nutricional.

COMPONENTES DE LA VALORACIÓN NUTRICIONAL

Valoración global

Incluye los siguientes *componentes:* historia clínica, historia dietética, exploración física, parámetros antropométricos y parámetros bioquímicos e inmunológicos.

Historia clínica: antecedentes patológicos individuales y familiares referidos a enfermedades crónicas y consumo de medicamentos.

Antecedentes personales y familiares
Ocupación y actividad diaria
Tipo y frecuencia de ejercicio físico
Capacidad de masticación, salivación y deglución
Tratamientos farmacológicos
Variaciones de peso
Problemas de carácter gastrointestinal
Drogodependencias
Enfermedades crónicas: diabetes, insuficiencia renal, cáncer, etc.

Historia dietética: el objetivo es conocer los hábitos dietéticos actuales y pasados del anciano, la secuencia de comidas y las prácticas culinarias preguntando al mismo anciano, a sus familiares o cuidadores. Entre los métodos más utilizados para estimar la ingesta de alimentos están la historia dietética, el cuestionario de frecuencia de consumo, el registro de la dieta y el recordatorio de 24 horas.

Como mínimo debería proporcionar la siguiente *información:*

- Número de comidas diarias.
- Lugar, horario y frecuencia de comidas.
- Tomas extras de comidas.
- Consumo de alimentos: cantidad y frecuencia (por grupos): lácteos, proteicos (carnes, pescados, huevos), farináceos (tubérculos, legumbres, cereales, harinas, pasta, arroz y pan), grasas, verduras y hortalizas, frutas, frutos secos y misceláneo (dulces, bebidas azucaradas, pastelería).
- Cantidades ingeridas de líquido: agua, infusiones, caldos, zumos, etc.
- Consumo de bebidas alcohólicas.
- Preferencias, intolerancias y rechazos.
- Alergias alimentarias.

- Registro del menú cotidiano.
- Ingesta habitual de suplementos o vitaminas.
- Presupuesto familiar para la compra de alimentos.
- Condiciones de la vivienda.
- Personas con las que convive.
- Personas responsables de la elaboración de las comidas.
- Educación sanitaria y dietética.
- Situaciones de marginalidad, soledad, incapacidad.
- Nivel cultural y social.
- Creencias y religión.

Exploración física: los principales signos clínicos de interés que se deben observar son la palidez, la aparición de edemas, las úlceras por presión y las alteraciones de las mucosas o de la piel.

Signos de desnutrición y nutrientes deficitarios:

- El cabello debe ser brillante, firme y sin caídas frecuentes.

Signos clínicos de desnutrición: alopecia, cabello seco, frágil, sin brillo y despigmentado.

Nutrientes en déficit: niacina, vitamina B2 y vitamina B6.

- Los ojos deben ser brillantes y sin supuración, membranas sanas y húmedas, sin vasos sanguíneos prominentes.

Signos clínicos de desnutrición: conjuntiva pálida y seca, ceguera nocturna, xeroftalmia.

Nutrientes en déficit: niacina, vitamina A y vitamina B6.

- Los labios deben ser suaves, no quebrados ni hinchados.

Signos clínicos de desnutrición: estomatitis angular, queilosis.

Nutrientes en déficit: vitamina B2 y vitamina B12.

- La lengua debe estar roja, sin hinchazón y sin dolor.

Signos clínicos de desnutrición: fisuras, glositis, atrofia de papilas, aspecto liso y rojo ardiente.

Nutrientes en déficit: ácido fólico, vitamina B2, vitamina B6 y vitamina B12.

- Las encías deben estar sanas, sin sangrar, sin edema o inflamación y sin dolor.

Signos clínicos de desnutrición: encías sangrantes.

Nutriente en déficit: vitamina C.

- La piel debe estar turgente y elástica, sin erupción.

Signos clínicos de desnutrición: dermatitis, palidez, sequedad, xerosis cutánea y mala cicatrización.

Nutrientes en déficit: niacina, vitamina A, vitamina B6, biotina, cinc y proteínas.

- Las uñas deben ser firmes y rosadas.

Signos clínicos de desnutrición: uñas con forma de cuchara y frágiles.

Nutrientes en déficit: vitamina B12 e hierro.

- Los dientes deben ser brillantes, sin dolor ni caries.

Signos clínicos de desnutrición: dientes caídos, dentadura mal ajustada y manchas marrones.

- El abdomen debe estar sin órganos ni masas palpables.

Signos clínicos de desnutrición: abdomen globuloso o abarquillado, duro y con prominencia de los arcos costales y crestas ilíacas.

- Los músculos y huesos deben estar tónicos, con tejido subcutáneo y sin dolor a la movilización.

Parámetros antropométricos: las medidas antropométricas, además de ser fáciles de obtener y baratas, son muy útiles para la evaluación del estado nutricional de ancianos jóvenes y ambulantes. Sin embargo, no es tan sencillo en aquellos ancianos enfermos, dependientes y encamados.

Los indicadores antropométricos más utilizados son el peso corporal, la talla, el índice de masa corporal (IMC), los pliegues cutáneos y los diámetros corporales.

Peso corporal

A partir de los 60-70 años de edad el peso va disminuyendo de forma progresiva y sin que esto tenga que estar relacionado con ninguna patología.

La desnutrición en personas de edad avanzada se asocia a una pérdida de peso importante. Cuando esta es de más de un 10% en un tiempo inferior a 6 meses tiene significación clínica y es un buen predictor de muerte en los ancianos.

En ancianos encamados determinar el peso es complicado y resulta difícil estimar con certeza la pérdida en el tiempo. En estos casos se recurre a la comparación entre el peso ideal y el peso real.

Si el anciano no es capaz de mantener la bipedestación se suele utilizar un sillón-báscula para la determinación del peso.

Cuando es imposible pesar de ninguna forma al anciano se pueden utilizar las siguientes *fórmulas:*

Hombres: P= (CB × 1.37)+ (CP × 0.98) + (PT× 0.37) + (TR × 1.16) – 81.69 *Mujeres:* P= (CB × 0.98)+ (CP × 1.27) + (PT× 0.4) + (TR × 0.87) – 62.35 CB: circunferencia braquial CP: circunferencia pierna PT: pliegue tricipital TR: medida talón rodilla

Utilización del peso como valoración nutricional:

Tiempo	Pérdida de peso significativa	Pérdida de peso grave
1 semana	1-2%	> 2%
1 mes	5%	> 5%
3 meses	7,5%	> 7,5%
6 meses	10%	10%

% Pérdida de peso = [Peso habitual (kg)-peso actual (kg)/peso habitual] ×100.

Normalidad	96-109%
Desnutrición leve	85-95%
Desnutrición moderada	75-84%
Desnutrición grave	< 75%

% Pérdida de peso habitual = Peso actual (kg)/peso habitual (kg) ×100

Talla

A partir de los 50 años aproximadamente comienza una reducción de la talla (aproximadamente 3 cm en hombres y 5 cm en mujeres) debido a cambios en los discos intervertebrales, al propio adelgazamiento de las vértebras, en la postura, etc.

Cuando el anciano está encamado o tiene trastornos de postura, la talla es difícil de obtener. En estos casos se suele utilizar la fórmula propuesta por Chumlea para realizar la estimación a partir de la medición de la altura de la rodilla, haciendo posible la obtención de la talla en ancianos inmovilizados, dependientes o con problemas de postura que impiden el tallaje.

Hombre: T = (2,02 × altura talón-rodilla) – (0,04 × edad) + 64,19
Mujer: T = (1,83 × altura talón-rodilla)- (0,24 × edad)+84,88

Índice de masa corporal (IMC).

Para evaluar y clasificar el estado nutricional se pueden emplear diferentes métodos. El índice de Quetelet o índice de masa corporal (IMC), basado en la relación peso/talla es uno de los más utilizados a nivel internacional.

Índice de Quetelet o índice de masa corporal (IMC) = Peso (Kilogramos (kg)) / [Talla (metros (m))^2]

El intervalo IMC asociado al mínimo riesgo de salud para un adulto se sitúa entre 18,5 y 24,9 kg/m ^{2}.

En la actualidad no se han establecido unos rangos deseables para las personas mayores de 65 años. Sin embargo, diferentes publicaciones indican qué valores inferiores a 24,4 kg/m^2 y superiores a 29,9 kg/m^2 se relacionan con aumento de morbimortalidad.

La SEEDO (Sociedad Española para el Estudio de la Obesidad) en el consenso del año 2018 propuso la siguiente *clasificación:*

Desnutrición grave	< 16
Desnutrición moderada	16-16,9
Desnutrición leve	17-18,5
Normopeso	18,5-24,9
Sobrepeso grado I	25-26,9
Sobrepeso grado II (preobesidad)	27-29,9
Obesidad de tipo I	30-34,9
Obesidad de tipo II	35-39,9
Obesidad de tipo III (mórbida)	40-49,9
Obesidad de tipo IV (extrema)	> 50

Valores límites del IMC (kg/m^2).

Pliegues cutáneos

Se utilizan para determinar la grasa corporal total a través de un instrumento llamado lipocalibre.

Los valores más utilizados son los pliegues tricipital y subescapular.

En ancianos la fiabilidad de esta media es muy relativa debido a que la grasa se sitúa mayoritariamente a nivel intrabdominal y no en el tejido subcutáneo, por lo que la medida no va a ser un reflejo real de la grasa total de la persona.

Pliegue cutáneo bicipital (PB): Se mide en la cara anterior del brazo no dominante a nivel del punto medio sobre el vientre del músculo bíceps.

Pliegue cutáneo tricipital (PT): Se mide en el punto medio entre el borde inferior del acromion y el olécranon, en la cara posterior del brazo no dominante (en mm.).

Pliegue cutáneo subescapular (PSs): Se mide en la zona inmediatamente por debajo del borde de la escápula.

Pliegue cutáneo suprailíaco (PSi): Se mide en la línea media axilar por encima de la cresta ilíaca anterosuperior.

%valor normal: valor actual / valor normal X 100

Normal o leve: 90%

Moderado: 60-90%

Severo: < 60%

El percentil 50 corresponde a la media.

Hombres	**Pth**	**16-19**	**20-24**	**25-29**	**30-39**	**40-49**	**50-59**	**60-69**	**70**
Tríceps	5	5,49	4,88	4,27	5,69	4,77	5,60	2,28	4,00
	10	7,09	6,80	6,12	7,35	6,42	7,19	3,60	5,45
	50	12,63	13,43	13,06	13,06	12,14	12,70	11,63	10,46
	90	18,17	20,07	18,78	18,78	17,85	18,20	19,65	15,48
	95	19,77	21,99	20,43	20,43	19,50	19,79	21,97	16,93
Mujeres	**Pth**	**16-19**	**20-24**	**25-29**	**30-39**	**40-49**	**50-59**	**60-69**	**70**
Tríceps	5	11,53	11,69	11,94	13,25	14,69	16,99	11,52	4,34
	10	13,78	14,08	14,49	15,61	17,30	19,21	14,12	7,06
	50	21,57	22,36	23,32	23,78	26,33	26,91	23,12	16,44
	90	29,36	30,63	32,14	31,95	35,36	34,60	32,11	25,32
	95	31,61	33,02	34,69	34,31	37,97	36,83	34,71	28,54

Valores de los pliegues tripicipales. Valoración: porcentaje respecto al valor normal.

Diámetros corporales.

Se realizan las circunferencias del brazo, de la cintura y de las caderas y los diámetros de la muñeca y de la rodilla con una cinta métrica inextensible y flexible, calibrada en milímetros.

La relación cintura/cadera es útil para determinar la presencia de obesidad abdominal y está relacionada con el riesgo de padecer enfermedades cardíacas.

La circunferencia muscular del brazo es un indicador de la reserva proteínica del organismo.

El *perímetro de la cintura* es un indicador para estimar la obesidad central y el riesgo de padecer diabetes y enfermedades cardiovasculares:

- Menos de 80 cm en la mujer y 94 cm en el hombre no comporta riesgo a la salud.
- De 80 a 88 cm en la mujer y 94 a 101,9 cm en el hombre comporta riesgo elevado de enfermedades.
- De 88 cm o más en la mujer y 102 cm o más en el hombre comporta un riesgo muy alto de desarrollar enfermedades.

Parámetros bioquímicos e inmunológicos.

	Valores normales	**Desnutrición leve**	**Desnutrición moderada**	**Desnutrición severa**
Albúmina (g/dl)	3,6-4,5	2,5-3,0	2,5-3,0	< 3,0
Transferrina (mg/dl)	250-350	150-175	150-175	< 150
Recuento de linfocitos (células/μl)	> 2000	900-1200	900-1200	< 900

Lombardo ME, Cusumano A. Diagnóstico, prevención y tratamiento de la desnutrición en la hemodiálisis crónica. Rev Nefrol Dial Transp.; 40: 15-26 (edición electrónica)1996;40. http://www.renal.org.ar/revista/40/4015.htm

Nota: se debe tener en cuenta que en caso de enfermedades hepáticas, inflamatorias y renales o por la ingesta de ciertos fármacos como los corticoides la albúmina puede estar disminuida sin tener que estar necesariamente asociada a desnutrición.

Valoración funcional

Entendemos por función la capacidad de ejecutar, de manera autónoma, aquellas acciones más o menos complejas, que componen nuestro quehacer cotidiano en una manera deseada a nivel individual y social.

La valoración funcional es la evaluación de las capacidades físicas del anciano para determinar su autonomía e independencia en el ambiente que le rodea, evitando la incapacidad y estimulando la independencia.

El 90% de los mayores de 75-84 años son independientes en las actividades esenciales de autocuidado, sin embargo, el 46% de los mayores de 84 años necesitan ayuda.

Índice de Katz

Tiene 6 ítems ordenados jerárquicamente según la forma en la que los enfermos pierden y recuperan las capacidades. Los clasifica en grupos de la A a la G, desde la máxima independencia hasta la máxima dependencia. Este índice valora la capacidad para realizar el cuidado personal valorando independencia o dependencia en bañarse, vestirse, usar el retrete, trasladarse, mantener la continencia y alimentarse (siguiendo este orden). Se correlaciona con el grado de movilidad y confinamiento en casa tras el alta hospitalaria, probabilidad de muerte, hospitalización e institucionalización.

Baño.

Independiente:

Necesita ayuda solo para lavarse una parte del cuerpo (espalda o una extremidad).

Dependiente:

Necesita ayuda para lavarse más de una parte del cuerpo; necesita ayuda para entrar y salir de la bañera o no se lava solo.

Vestido.

Independiente:

Coge la ropa de los cajones y armarios, se la pone y puede abrocharse (excluye el acto de atarse los zapatos).

Dependiente:

No se viste por si mismo o permanece parcialmente desvestido.

Uso del retrete.

Independiente:

No precisa ningún tipo de ayuda para entrar y salir del cuarto de aseo. Usa el retrete, se limpia y se viste adecuadamente. Puede usar un orinal por la noche.

Dependiente:

Usa orinal o cuña o precisa ayuda para acceder y utilizar el retrete.

Movilización (cama/sillón).

Independiente:

No requiere ayuda para sentarse o levantarse de una silla ni para entrar o salir de la cama (puede utilizar ayudas mecánicas, como un bastón).

Dependiente:
Requiere alguna ayuda para levantarse o acostarse en la cama y/o silla, no realiza uno o más desplazamientos.
Continencia (micción/defecación).
Independiente:
Control completo de la micción y de la defecación.
Dependiente:
Incontinencia total o parcial de la micción y/o defecación. Incluye el control total de los esfínteres mediante enemas, sonda o el empleo reglado de orinal y/o cuña
Alimentación.
Independiente:
Lleva la comida del plato a la boca sin ayuda. Excluye cortar la carne.
Dependiente:
Necesita ayuda para comer; no come en absoluto o precisa nutrición enteral/parenteral.

Valoración	
A	Independiente en todas las actividades.
B	Independiente en todas las actividades, salvo en una.
C	Independiente en todas las actividades, salvo en el baño y otra más.
D	Independiente en todas las actividades, salvo en el baño, el vestido y otra más.
E	Independiente en todas las actividades, salvo en el baño, el vestido, el uso del retrete y otras más.
F	Independiente en todas las actividades, salvo en el baño, el vestido, el uso del retrete, la movilización y otras más.
G	Dependiente en todas las actividades.
OTRAS	Dependiente en al menos 2 funciones pero no clasificables como C, D, E o F.

Índice de Barthel

Fue elaborado en 1965 para medir la evolución de los sujetos con procesos neuromusculares y musculoesqueléticos, incluye diez áreas y ha sido ampliamente utilizado en Unidades de Rehabilitación.

Consta de 10 ítems, cada uno de los cuales mide la dependencia o independencia, así como la continencia de esfínteres. La puntuación total de máxima independencia y de dependencia es de 100 y 0.

Monitoriza cambios en la evolución del paciente en parcelas de actividades básicas de la vida diaria.

Por su validez, sensibilidad y fiabilidad, esta escala es útil para describir el estado funcional y sus cambios en el tiempo. Se correlaciona con el juicio clínico y predice la mortalidad y la ubicación más adecuada al alta hospitalaria.

Puntuación	
	Alimentación
10	*Independiente*. Capaz de comer por sí solo en un tiempo razonable. La comida puede ser cocinada y servida por otra persona.
5	*Necesita ayuda* para cortar la carne, extender la mantequilla... pero es capaz de comer solo
0	*Dependiente*. Necesita ser alimentado por otra persona
	Lavado (baño)
5	*Independiente*. Capaz de lavarse entero, de entrar y salir del baño sin ayuda y de hacerlo sin que una persona supervise
0	*Dependiente*. Necesita algún tipo de ayuda o supervisión
	Vestido
10	*Independiente*. Capaz de ponerse y quitarse la ropa sin ayuda
5	*Necesita ayuda*. Realiza sin ayuda más de la mitad de estas tareas en un tiempo razonable
0	*Dependiente*. Necesita ayuda para las mismas
	Aseo personal
5	*Independiente*. Realiza todas las actividades personales sin ayuda alguna, los complementos necesarios pueden ser provistos por alguna persona
0	*Dependiente*. Necesita alguna ayuda
	Deposición
10	*Continente*. No presenta episodios de incontinencia
5	*Accidente ocasional*. Menos de una vez por semana o necesita ayuda para colocar enemas o supositorios
0	*Incontinente*. Más de un episodio semanal

	Micción
10	*Continente.* No presenta episodios. Capaz de utilizar cualquier dispositivo por si solo (botella, sonda, orinal...).
5	*Accidente ocasional.* Presenta un máximo de un episodio en 24 horas o requiere ayuda para la manipulación de sondas o de otros dispositivos.
0	*Incontinente.* Más de un episodio en 24 horas
	Uso del retrete
10	*Independiente.* Entra y sale solo y no necesita ayuda alguna por parte de otra persona.
5	*Necesita ayuda.* Capaz de manejarse con una pequeña ayuda; es capaz de usar el cuarto de baño. Puede limpiarse solo.
0	*Dependiente.* Incapaz de acceder a él o de utilizarlo sin ayuda mayor
	Transferencia (traslado cama/sillón)
15	*Independiente.* No requiere ayuda para sentarse o levantarse de una silla ni para entrar o salir de la cama.
10	*Mínima ayuda.* Incluye una supervisión o una pequeña ayuda física.
5	*Gran ayuda.* Precisa ayuda de una persona fuerte o entrenada.
0	*Dependiente.* Necesita una grúa o el alzamiento por dos personas. Es incapaz de permanecer sentado
	Deambulación
15	*Independiente.* Puede andar 50 metros o su equivalente en casa sin ayuda supervisión.
10	Puede utilizar *cualquier ayuda mecánica* excepto un andador. Si utiliza una prótesis, puede ponérsela y quitársela solo.
5	*Necesita ayuda.* Necesita supervisión o una pequeña ayuda física por parte de otra persona o utiliza andador.
0	*Independiente en silla de ruedas.* No requiere ayuda ni supervisión
	Subir y bajar escaleras
10	*Independiente.* Capaz de subir y bajar un piso sin ayuda ni supervisión de otra persona.
5	*Necesita ayuda.* Necesita ayuda o supervisión.
0	*Dependiente.* Es incapaz de salvar escalones

Valoración

< 20: Dependencia total
Entre 20 y 35: Dependencia severa
Entre 40 y 55: Dependencia moderada
100: Autónomo

Valoración mental

En el área de la valoración mental se contemplan varios aspectos siendo los principales las funciones cognitivas y el estado emocional, y, actualmente, comienza a prestarse un interés creciente a las áreas de la personalidad y de la conducta.

Mini-Mental State Examination.

1.- ORIENTACIÓN temporal

- ¿En qué año estamos?
- ¿En qué estación estamos?
- ¿En qué mes estamos?
- ¿En qué día del mes?
- ¿En qué día de la semana?

Puntos: _____ (5)

ORIENTACIÓN espacial

- Nación
- Provincia
- Ciudad
- Hospital
- Planta

Puntos: _____ (5)

2.- FIJACIÓN

Nombrar tres objetos (peseta, perro, manzana) en intervalos de 1 seg. Preguntar al paciente los tres. Anotar un punto por cada respuesta correcta. Repetir los objetos hasta que el paciente se los aprenda.

Puntos: _____ (3)

3.- ATENCIÓN Y CÁLCULO

Series de sietes. Contar desde 100 hace atrás de 7 en 7. Anotar un punto por cada respuesta correcta.
Alternativa: deletrear la palabra "*MUNDO* al revés.
Puntos: _____ (5)

4.- MEMORIA RECIENTE
Preguntar los nombres de los tres objetos mencionados anteriormente. Anotar un punto por cada respuesta correcta.
Puntos: _____ (3)

5.- LENGUAJE Y CONSTRUCCIÓN
Señalar un lápiz y un reloj. Hacer que el paciente los mencione cuando se señalan.
Puntos: _____ (2)
Hacer que el paciente repita: *Ni sí, ni no, ni pero*
Puntos: _____(1)
Hacer que el paciente obedezca esta orden: *Coja el papel con su mano derecha, dóblelo por la mitad y déjelo en el suelo*
Puntos: _____ (3)
Hacer que el paciente escriba una frase de su propia elección. Debe tener sujeto y verbo. Puntos: _____ (1)
Que el paciente lea esta frase y haga lo que dice.

CIERRE LOS OJOS Puntos: _____ (1)
Copie este dibujo; anotar un punto si todos los lados y los ángulos se mantienen y si los lados que se cruzan forman un cuadrángulo.

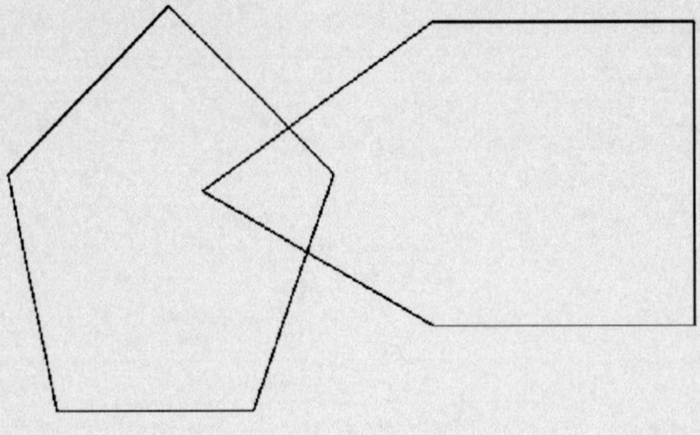

Puntos: _____ (1)

PUNTUACIÓN TOTAL: (30)

PRINCIPALES ESCALAS DE VALORACIÓN DEL ESTADO NUTRICIONAL DEL ANCIANO

Mini Nutritional Assessment (MNA).

Su objetivo es evaluar el riesgo de malnutrición de una persona para permitir una intervención nutricional precoz en caso necesario.

Permite a una evaluación rápida, en menos de 15 minutos.

Edad:	*Sexo:*	*Peso en Kg:*	*Talla en cm:*	*Altura talón-rodilla:*

Responda a la primera parte del cuestionario indicando la puntuación adecuada para cada pregunta. Sume los puntos correspondientes al cribaje y si la suma es igual o inferior a 11, complete el cuestionario para obtener una apreciación precisa del estado nutricional.

CRIBAJE	*EVALUACIÓN*
a.¿Ha perdido el apetito?. ¿Ha comido menos por falta de apetito, problemas digestivos, dificultades de masticación o deglución en los últimos 3 meses?. 0 = anorexia grave 1 = anorexia moderada 2 = sin anorexia ☐	g.¿El paciente vive independiente en su domicilio?. 0 = no 1 = sí ☐
b.Pérdida reciente de peso (< 3 meses). 0 = pérdida de peso > 3 kg 1 = no lo sabe 2 = pérdida de peso entre 1 y 3 kg 3 = no ha habido pérdida de peso ☐	h. ¿Toma más de 3 medicamentos al día?. 0 = sí 1 = no ☐
c.Movilidad. 0 = de la cama al sillón 1 = autonomía en el interior 2 = sale del domicilio ☐	i. ¿Úlceras o lesiones cutáneas?. 0 = sí 1 = no ☐
d.¿Ha tenido una enfermedad aguda o situación de estrés psicológico en los últimos 3 meses?. 0 = sí 2 = no	j.¿Cuántas comidas completas toma al día?(equivalente a dos platos y postre) 0 = 1 comida 1 = 2 comidas 2 = 3 comidas ☐
e.Problemas neuropsicológicos. 0 = demencia o depresión grave 1 = demencia o depresión moderada 2 = sin problemas psicológicos ☐ ☐	k. ¿Consume el paciente: Productos lácteos al menos una vez al día? SI☐ NO☐ Huevos o legumbres 1 ó 2 veces a la semana? SI☐ NO☐ Carne, pescado o aves, diariamente? SI☐ NO☐ ☐ ☐ 0,0 = 0 O 1 síes 0,5 = 2 síes 1,0 = 3 síes
f. Índice de masa corporal (IMC = peso / (talla)^2 en kg / m^2) 0 = IMC < 19 1 = 19 ≤ IMC < 21 2 = 21 ≤ IMC < 23 3 = IMC≥ 23 ☐	l.¿Consume frutas o verduras al menos 2 veces al día?. 0 = no 1 = sí ☐

Evaluación del cribaje (subtotal máx. 14 puntos) ☐ ☐ 12 puntos o más Normal, no es necesario continuar la evaluación 11 puntos o menos posible malnutrición Continuar la evaluación	m. ¿Cuántos casos de agua u otros líquidos toma al día?. (agua, zumo, café, té, leche, vino, cerveza...) 0,0 = menos de 3 vasos 0,5 = de 3 a 5 vasos 1,0 = más de 5 vasos ☐ ☐
	n. Forma de alimentarse 0 = necesita ayuda 1 = se alimenta solo con dificultad 2 = se alimenta solo sin dificultad ☐
	o. ¿Se considera el paciente que está bien nutrido? (problemas nutricionales). 0 = malnutrición grave 1 = no lo sabe o malnutrición moderada 2 = sin problemas de nutrición ☐
	p.En comparación con las personas de su edad, ¿cómo encuentra el paciente su estado de salud? 0,0 = peor 0,5 = no lo sabe 1,0 = igual 2,0 = mejor ☐ ☐
	q.Circunferencia braquial (CB en cm) 0,0 = CB < 21 0,5 = 21 ≤ CB ≤ 22 1,0 = CB > 22 ☐ ☐
	r.Circunferencia de la pantorrilla (CP en cm) 0 = CP < 31 1 = CP ≥ 31 ☐
	Evaluación (máx. 16 puntos) ☐ ☐ ☐ **Cribaje** ☐ ☐ **Evaluación global** (máx. 30 puntos ☐ ☐ ☐
	Evaluación del estado nutricional **De 17 a 23,5 puntos.................riesgo de malnutrición** **< 17 puntos...malnutrición**

Valoración Global Subjetiva (VGS).

Se valoran datos de la historia clínica tales como la pérdida de peso, la ingesta dietética en relación con la ingesta habitual del paciente, la presencia de síntomas digestivos, el estado funcional y las demandas metabólicas derivadas de la enfermedad de base. También se valoran datos del examen físico, que contempla la pérdida de grasa subcutánea y la presencia de devastación muscular, edemas o ascitis.

Entre todos los datos recogidos, los parámetros más relevantes en el resultado final son la pérdida de peso, la ingesta dietética y la pérdida de músculo o tejido subcutáneo.

A. **HISTORIA**

1. Cambios de peso
–Pérdida en los últimos 6 meses:
Peso actual_______ kg Peso habitual ________ kg Peso perdido ________ kg
% pérdida de peso_______ % : < 5% □
5-10% □
> 10 % □
–Cambios en las 2 últimas semanas:
Aumento de peso □ Sin cambios □ Pérdida de peso □

2. Cambios en la ingesta dietética (comparado con la ingesta normal)
–Sin cambios □
–Cambios: □ Duración: ________ semanas
Tipos: Ayuno □
Líquidos hipocalóricos □
Dieta líquida completa □
Dieta sólida insuficiente □

3. **Síntomas gastrointestinales** (> 2 semanas de duración)
Ninguno □ Náuseas □ Vómitos □ Diarrea □ Anorexia □

4. Capacidad funcional
–Sin disfunción (capacidad total) □
–Disfunción □ Duración: ________ semanas
Tipos: Trabajo reducido
Ambulatorio sin trabajar
Encamado

5. Enfermedad y su relación con los requerimientos nutricionales
–Diagnóstico primario (específico) ______________________________
–Requerimientos metabólicos (estrés)
Sin estrés □ Estrés bajo □ Estrés moderado □ Estrés alto □

B. EXÁMEN FÍSICO				
	NORMAL (0)	DÉFICIT LIGERO (1)	DÉFICIT MODERADO (2)	DÉFICIT SEVERO (1)
Pérdida de grasa subcutánea (tríceps, tórax)				
Pérdida de masa muscular (cuadríceps, deltoides)				
Edema maleolar				
Edema sacro				
sacro Ascitis				

C. DIAGNÓSTICO (Seleccionar uno)
No se establece un método numérico para la evaluación de este test. Se valora en A, B o C según la predominancia de síntomas con especial atención a las siguientes variables: pérdida de peso, cambios en la ingesta habitual, pérdida tejido subcutáneo y pérdida de masa muscular.
A = Bien nutrido **B = Sospecha de malnutrición o malnutrición moderada** 5-10% pérdida peso en las últimas semanas antes del ingreso Reducción de la ingesta en las últimas semanas Pérdida de tejido subcutáneo **C = Malnutrición severa** > 10% severa pérdida de peso severa pérdida masa muscular y t ejido subcutáneo edema

Nutricional Risk Index (NRI).

- ¿Lleva dentadura postiza?
- En el último mes, ¿ha tomado alguna medicación prescrita por el médico?
- ¿Ha sufrido alguna intervención quirúrgica abdominal?
- ¿Ha tomado alguna medicación no prescrita por el médico en el último mes?
- ¿Tiene estreñimiento y/o diarrea?
- ¿Existe algún tipo de comida que no consume porque le desagrada?
- ¿Tiene problemas de masticación?
- ¿Tiene alguna enfermedad que interfiera con su alimentación?
- ¿Fuma con regularidad?
- ¿Sigue algún tipo de dieta especial?
- ¿Algún médico le ha diagnosticado anemia?

- En el último mes, ¿ha tenido molestias abdominales de más de 3 días de duración?
- ¿Ha tenido algún problema de deglución?
- ¿Tiene alguna enfermedad que haya disminuido su apetito?
- ¿Ha tenido vómitos durante más de 3 días en el último mes?
- ¿Ha aumentado o disminuido de peso en el último es?

Cada respuesta afirmativa equivale a 1 punto.
Riesgo de malnutrición: puntuación superior a 7 puntos.

Nutricional Screening Iniciative (NSI).

¿Ha cambiado su dieta por enfermedad?	2
¿Come menos de dos veces al día?	3
¿Toma poca fruta, verduras o lácteos?	2
¿Bebe tres o más dosis de alcohol al día?	2
¿Tiene problemas dentales que le dificulten comer?	2
¿Le falta alguna vez dinero para comprar la comida?	4
¿Come solo la mayoría de las veces?	1
¿Toma más de tres medicamentos al día?	1
¿Ha ganado o ha perdido, sin querer, 5 kilos en los últimos 6 meses?	2
¿Tiene dificultad física para comprar, cocinar o comer?	2
Puntuación total:	
0-2 = riesgo leve: reevaluar a los 6 meses. 3-5 = riesgo moderado: mejora de hábitos nutricionales y reevaluar a los 3 meses. 6 o más = riesgo alto: diagnóstico y tratamiento del problema nutricional. Cada respuesta afirmativa se puntúa según lo indicado en la columna de la derecha. La puntuación total es la suma de las puntuaciones individuales.	

IX.
ALIMENTACIÓN EN LAS PATOLOGÍAS Y LOS TRASTORNOS MÁS FRECUENTES EN LA VEJEZ

Las modificaciones que tienen lugar en nuestro organismo con el paso del tiempo son totalmente irreversibles, pero a través de algunas medidas podemos, en parte aminorar el proceso de envejecimiento.

Hay tres *factores que influyen en la esperanza de vida:* genéticos, ambientales y relacionados con el estilo de vida.

Mediante la nutrición podemos mejorar la calidad de vida del anciano, reducir la susceptibilidad a algunas de las enfermedades más frecuentes, contribuir a la recuperación y mantener su autonomía e independencia.

SOBREPESO Y OBESIDAD

Para muchos tener exceso de peso es un problema de estética pero la realidad es que ha pasado a ser un grave problema de salud crónico de difícil tratamiento y de ritmo irrefrenable.

Los médicos sitúan la obesidad como un fenómeno igual de peligroso que el tabaco, la hipertensión arterial, el colesterol o la vida sedentaria y hasta ha sido calificada como la epidemia del siglo XXI por la Organización Mundial de la Salud. Uno de los países más afectados por esta enfermedad es Estados Unidos aunque en España ya empieza a suponer un grave problema y actualmente es la principal causa de mortalidad debido a las complicaciones clínicas que la acompañan. Hoy día un 15,5% de los españoles padecen obesidad y un 35% supera su peso idóneo (le sobran unos kilos).

¿Qué es la obesidad?

Es una enfermedad crónica en la que existe un aumento de peso asociado al exceso de tejido graso.

No todas las personas que tienen un exceso de peso corresponden a lo que entendemos como obesos, por ejemplo, los enfermos con ascitis tienen sobrepeso debido a la gran cantidad de líquido acumulado en la cavidad peritoneal (sin tener forzosamente exceso de grasa) y los deportistas, tienen el peso aumentado debido a su gran desarrollo muscular.

¿Cuáles son sus causas?

La obesidad puede aparecer por factores ambientales como el exceso de calorías, la reducción de la actividad física (sedentarismo) y los malos hábitos dietéticos (no se come en exceso pero la alimentación está muy desequilibrada), factores genéticos (historia familiar con antecedentes en obesidad), factores psíquicos (los nervios o la depresión influyen en el apetito), factores endocrinológicos (tratamientos hormonales en la menopausia, hipotiroidismo, síndrome de cushing, hipogonadismo,...) o la toma de fármacos (antidepresivos, fenotiazina, ciproheptadina, glucocorticoides, insulina, anticonceptivos orales).

Hay situaciones que favorecen la aparición de la obesidad como la pubertad, el embarazo, la lactancia, la menopausia, la vejez, las convalecencias por inmovilización y reposo con ingesta igual o superior, cambios de clima, de país, de trabajo o de horario laboral, el dejar de fumar o el efecto rebote después de realizar dietas demasiado estrictas y sin control por un/a dietista.

¿Hay diferentes tipos de obesidad?

Según la distribución de la grasa corporal la obesidad se clasifica en androide o en forma de manzana y ginoide o en forma de pera.

La primera es más frecuente en varones. Se caracteriza porque el cúmulo de grasa está centralizado en la parte superior del cuerpo (barriga) y no se suele dar un aumento en el volumen de las caderas y las extremidades inferiores.

Generalmente aparece cuando se comen cantidades excesivas de alimentos (hiperfagia) y se asocia a complicaciones de tipo metabólico que aumentan el riesgo coronario como la diabetes, la arteriosclerosis, las hiperlipemias o las hiperuricemias.

La segunda se presenta sobre todo en mujeres. Se caracteriza porque el cúmulo de grasa se centraliza en la parte inferior del cuerpo (caderas y piernas).

Aparece generalmente por acción de los estrógenos (y no por hiperfagia) y se asocia a complicaciones de tipo mecánico como la artrosis de columna y de rodillas y los problemas de circulación de retorno como las varices.

Complicaciones asociadas a la obesidad

- *Problemas cardiovasculares:* opresión torácica, taquicardia de esfuerzo, hipertensión arterial, insuficiencia cardíaca, angina de pecho, arteriosclerosis, infarto de miocardio, varices, tromboflebitis, úlceras varicosas y celulitis.
- *Alteraciones metabólicas:* hiperglucemia, intolerancia a la glucosa, resistencia a la insulina, diabetes, hipercolesterolemia, hipertrigliceridemia e hiperuricemia.
- *Problemas respiratorios:* hipoventilación alveolar, aumento de la incidencia de catarros, bronquitis crónica, neumonía y apnea nocturna.
- *Problemas osteoarticulares:* aplanamiento de la bóveda de la planta del pie, aplanamiento de los cuerpos vertebrales de la columna, con neuralgias y espondilitis deformante, artrosis generalizada (rodillas, caderas y columna lumbar) y atrofia muscular.
- *Problemas digestivos:* dispepsia gástrica, acidez, flatulencias, digestiones pesadas, dispepsia biliar, úlcera gastroduodenal, estreñimiento, insuficiencia pancreática, etc.
- *Problemas renales:* nefroesclerosis con hipertensión arterial, albuminuria y retención de líquidos (edema).
- *Problemas cutáneos:* estrías, lesiones por rozaduras, caída de cabello, exceso de sudoración, úlceras y celulitis.
- *Problemas gonadales:* alteraciones menstruales.
- *Problemas gestacionales:* mayor incidencia de toxemia preeclámpsica, malposiciones fetales y partos prolongados.
- *Problemas sexuales:* disminución de la líbido, frigidez e impotencia, compulsividad sexual, etc.
- *Problemas neurológicos:* cefaleas, insomnio y múltiples trastornos psicosomáticos.
- *Infecciones:* aumento de las infecciones cutáneas y respiratorias.
- *Problemas quirúrgicos y anestésicos:* aumento de riesgo quirúrgico por otras complicaciones (cardíacas, pulmonares, metabólicas, etc.), aumento de la mortalidad operatoria proporcional al incremento de peso, dificultad para adoptar ciertas posiciones quirúrgicas, incremento de la dificultad en la realización de intubación y punción lumbar, complicaciones en la cicatrización, aumento de embolias y trombosis posquirúrgicas, mayor riesgo de infecciones posquirúrgicas, incremento de la dificultad de ajuste de las dosis de anestesia.

- *Problemas psicológicos:* miedo, inseguridad, pérdida de autoestima, desordenes en las conductas alimentarias, distorsión de la imagen corporal, ansiedad, depresión, etc.
- *Problemas sociales:* angustia por presión social frente a su obesidad y su adelgazamiento, aislamiento social, dificultades para vestirse, asearse, usar transportes públicos, sobreprotección familiar, etc.
- *Mortalidad* aumentada por complicaciones como la diabetes, enfermedades cardiovasculares o cáncer.
- *Tasa elevada de suicidios* en comparación con personas con normopeso.
- *Problemas oncológicos:* aumento del riesgo de cáncer de próstata y colon en hombres y de cáncer de mama, endometrio y ovario en mujeres.

¿Qué alimentos están desaconsejados o deben consumirse esporádicamente para evitar el exceso de peso?

Se deben *consumir con moderación:*

- Azúcar, caramelos y golosinas, confituras, jaleas y miel.
- Chocolate y el cacao.
- Lácteos enteros.
- Comida rápida (hamburguesas, pizzas, etc.).
- Pastelería, bollería y helado.
- Cereales de desayuno azucarados, con miel o chocolate.
- Patatas chip, ganchitos, palomitas, etc.
- Carnes grasas (cerdo, pato, cordero), embutidos y carnes en conserva.
- Pescados en aceite y en escabeche.
- Caldos grasos, purés instantáneos, sopas de sobre.
- Beicon, manteca de cerdo, chicharrones.
- Mantequilla y margarina.
- Bebidas refrescantes azucaradas, zumos envasados, batidos, alcohol.
- Frutos secos con miel.
- Aguacate, aceitunas, fruta en almíbar, mermeladas con azúcar.
- Cocciones grasas: fritos, rebozados, empanados y potajes.

¿Qué alimentos son aconsejables?

- Carnes no grasas: buey, ternera, caballo, cerdo magro.
- Las aves: pollo, pavo.
- Huevos.
- Jamón cocido.
- Caza y conejo.
- Vísceras.

- Pescados, moluscos, crustáceos.
- Leche y sus derivados semidesnatados o desnatados.
- Pasta, arroz, legumbres.
- Pan y cereales de desayuno sin azúcar añadida, chocolate o miel.
- Verduras en general.
- Frutas frescas.
- Aguas minerales.
- Cocciones bajas en grasa: plancha, brasa, parrilla, hervido, papillote, vapor, horno y microondas.

Consejos y recomendaciones para ancianos obesos:

- No tener en el domicilio alimentos no recomendados como embutidos, productos de bollería o pastelería, chocolates, frutos secos procesados, etc.
- Utilizar platos de postre para comer, esto facilita el seguimiento de la dieta ya que a la vista, la cantidad del alimento parece mayor y se respetan más las cantidades moderadas.
- Hay que procurar comer siempre en el mismo lugar (comedor, cocina...) y sentarse en un sitio en el que solo se siente para comer, distinto de los usados para hacer otras cosas diferentes a la comida como leer, estudiar, coser, ver la televisión...
- Es preferible comer acompañado para poder hablar un poco y hacer pequeñas pausas entre los platos y nada más terminar levantase de la mesa para no caer en la tentación de seguir comiendo.
- No se debe comer y a la vez hacer otras actividades como ver la televisión o leer.
- Fraccionar la ingesta en 4 o 5 comidas diarias y no saltarse ninguna.
- No ir a comprar con el estómago vacío, si se tiene sensación de hambre probablemente se compren alimentos innecesarios como galletas, chocolates, etc. Ir con la lista con lo que se necesita y con el dinero justo para no caer en tentaciones y evitar pasar por las zonas donde se localizan los alimentos calóricos y poco nutritivos (bollería, pastelería, charcutería, alimentos preparados, congelados tipo pizza, o alimentos preparados y listos para freír).
- Planificar los menús semanales para que sean variados.
- No cocinar de más para que no sobre y se pique entre horas.
- Servir la comida en el plato y no dejar la fuente en la mesa.
- Consumir refrescos sin azúcar (están elaborados con edulcorantes artificiales y no tienen calorías) y evitar el alcohol.
- Utilizar cocciones ligeras: asados, en su jugo, en horno microondas, en papillote, cocidos, al vapor o a la plancha.

- Beber agua abundante durante el día, sobretodo fuera de las comidas, ya que esta aporta sensación de saciedad. Los alimentos con fibra también contribuyen a la sensación de saciedad.

Ejemplo de dieta de adelgazamiento:

Datos nutricionales aproximados: 1800 kcal, 55% hidratos de carbono, 18% de proteínas y 27% de grasas).

Desayuno
- 200 cc de leche desnatada o dos yogures desnatados naturales. - 40 gramos de pan o 6 galletas tipo *maría* o 4 tostadas de pan tipo *biscotes*. - Una pieza de 100 gramos a elegir entre manzana, naranja, melocotón, pera o kiwi.

Media mañana
- 30 gramos de pan. - 40 gramos de queso fresco. - Una pieza de 100 gramos a elegir entre manzana, naranja, melocotón, pera o kiwi.

Almuerzo y cena
Primer plato a elegir entre: - 300 gramos de verduras a elegir entre acelgas, espinacas, berenjenas, berros, endivias, lechuga, coliflor, champiñón, puerros, espárragos, escarola, repollo, pepino, pimientos, tomates alternando cocinadas o en ensalada. O bien 200 gramos de judías verdes, remolacha, zanahoria, alcachofa o coles de Bruselas. - 60 gramos en crudo de legumbres (lentejas, alubias, garbanzos, guisantes o habas secas). - 200 gramos de patata. - 40 gramos en crudo de pasta italiana o arroz. Segundo plato a elegir entre: - 150 gramos de pescado blanco. - 100 gramos de pescado azul. - 120 gramos de carne de pollo, pavo, conejo o ternera. - 2 huevos (duros, a la plancha, revueltos, escalfados o en tortilla). - Ensalada de lechuga y tomate 200 g una vez al día. *Postre a elegir entre:* - 200 gramos de fruta a elegir entre manzana, pera, kiwi, melocotón o naranja, o bien 300 g de melón, sandía o fresón. - 30 gramos de pan de acompañamiento. *Nota: Procurar dejar para la comida la pasta, arroz, patata y legumbre como primer plato y verduras, ensaladas, purés y sopas para las noches ya que son más ligeras.*

Merienda
- 200 cc de leche desnatada sola o con café o infusiones y sin azúcar. - 100 gramos de fruta a elegir entre manzana, naranja, kiwi, melocotón o pera. Aceite de oliva para todo el día 55 cc (3 1/2 cucharadas soperas).

ENFERMEDADES CARDIOVASCULARES

Representan la primera causa de mortalidad en el mundo occidental (mucho menos frecuentes en sociedades primitivas) y la segunda causa de daños potenciales de vida perdida y de mortalidad prematura después del cáncer.

La mayoría de dolencias del aparato circulatorio están asociadas a unos hábitos de vida poco saludables como la falta de ejercicio, el exceso de grasas saturadas, el sobrepeso, el estrés, la personalidad y el tabaquismo, aunque también influyen en su aparición factores que no podemos modificar como la arteroesclerosis, la diabetes, el sexo, la edad o la herencia.

Hipertensión arterial

Es un factor de riesgo de trastornos coronarios. A menudo está relacionada con un desorden alimentario, un exceso de peso, un abuso de tóxicos como el tabaco o el alcohol, estrés, falta de descanso y trabajo excesivo aunque hay situaciones especiales que cursan con alta presión sanguínea como las infecciones agudas (amigdalitis, escarlatina, nefritis, etc.).

Es un proceso caracterizado por una elevación de la presión de las arterias que aumenta tanto la presión sistólica como la diastólica normal y provoca un sobreesfuerzo de trabajo por parte del corazón.

Un adulto sano tiene una tensión arterial sistólica máxima (valor máximo de la tensión arterial en sístole cuando el corazón late) de 140 mmHg y diastólica mínima (valor mínimo de la tensión arterial cuando el corazón está en diástole o entre latidos cardíacos) de 90 mmHg.

Hablamos de hipertensión cuando la presión sistólica supera los 160 mmHg y la diastólica supera los 95 mmHg (hipertensión leve), 105 mmHg (hipertensión media) y 115 mmHg (hipertensión seria).

Los síntomas más frecuentes son mareos, pesadez de cabeza, zumbidos en los oídos y sofocos en la cara. Su mal control puede originar apoplejía, un ataque renal y lesiones oculares.

¿Qué alimentos están permitidos y qué otros se deben evitar?.

Esta patología mejora con la restricción de sodio. Este mineral lo aportamos a través de los diferentes alimentos, a través de la sal de adición (el cloruro sódico que añadimos a la hora de cocinar o aderezar) y de algunos medicamentos como la aspirina o la penicilina.

Las recomendaciones diarias estiman entre 2.000 y 4.000 mg diarios, aunque en la alimentación actual consumimos de 3.900 hasta 5.900 mg diarios (cantidad excesiva).

A continuación aparecen los *alimentos permitidos y desaconsejados* para mantener estable la tensión arterial:

Alimentos	Permitidos	A evitar
Lácteos	Leche entera, queso fresco sin sal, yogur, cuajada, requesón	Leche condensada, queso blando, fundido, salado o curado
Carnes	Ternera, cordero, caballo, buey, cerdo, pollo, pavo, conejo	Carnes ahumadas, curadas, charcutería, pre-cocinadas, en conserva, jamón serrano
Pescados	Todos, excepto los indicados	Pescados ahumados, en aceite y en conserva, marisco
Huevos	Todos	
Cereales	Todos, excepto los indicados, pan sin sal	Productos de pastelería, sopas y purés de sobre
Verduras y hortalizas	Todas, excepto las indicadas	Verduras y zumos envasados
Frutas	Todas, excepto las indicadas	Aceitunas, frutos secos salados y fritos
Grasas y aceites	Todos, excepto los indicados	Manteca, mantequilla
Bebidas		Agua mineral (mirar etiquetado), bebidas gaseosas
Varios		Regaliz, productos de aperitivo, platos pre-cocinados
Condimentos	Limón, vinagre, perejil, especias, ajo	Sal, cubitos de carne, mostaza, mayonesa normal

Consejos para disminuir la tensión arterial:

- Mantener un peso saludable.
- Moderar el consumo de alimentos ricos en sodio y la sal de mesa.
- Realizar ejercicio de manera regular.
- Dejar de fumar.
- Moderar el consumo de alcohol.
- Aumentar el consumo de frutas, verduras y hortalizas.
- Beber abundante agua.
- Para dar sabor a los platos utilizar especias y hierbas aromáticas.

Especias aromáticas

Azafrán: Uso en arroz, paella y platos exóticos.
Canela: Uso en entremeses, cremas, compotas y repostería.
Clavo: Uso en cocidos y caldo de pescado.
Curry: Uso en pescados, pollo, carnes y otras salsas.
Guindilla: Uso en ensaladas, carnes y salsas.
Jengibre: Uso en ensaladas, salsas y mermeladas.
Nuez moscada: Uso en carnes, salsas, verduras y algunos dulces.
Pimienta: Uso en entremeses y quesos

Hierbas aromáticas

Ajedrea: Uso en ensaladas, salsas, verduras y carnes.
Albahaca: Uso en ensaladas y salsas.
Anís verde: Uso en sopas.
Cilantro: Uso en caza y carnes.
Eneldo: Uso en adobos, salsas y pasteles.
Estragón: Uso en ensaladas, vinagretas, salsas y pescados.
Hinojo: Uso en pescados, carnes y verduras.
Laurel: Uso en salsas y caldos de pescado.
Mejorana: Uso en carnes picadas, y platos a base de tomate.
Menta: Uso en salsas, vinagretas y carnes grasas
Orégano: Uso en ensaladas, quesos, pasta, tomate y salsas.
Perejil: Uso en guarnición, salsas, ensaladas, sopas, pastas.
Perifollo: Uso en ensaladas, vinagretas, salsas y sopas.
Romero: Uso en pescado, caza, carnes e infusiones.
Salvia: Uso en cordero y cerdo.
Serpol: Uso en encebollados, conejo y caldo de pescado.
Tomillo: Uso en caldo de pescado y platos regionales.
Vainilla: Uso en repostería y platos exóticos.

Aterosclerosis

Es un proceso degenerativo del sistema vascular caracterizado por el endurecimiento, la pérdida de elasticidad y la formación de unos depósitos anormales en la capa más interna de las paredes arteriales (ateroma).

Las arterias con ateromas restringen el flujo de sangre a las diferentes partes de nuestro organismo. Si no se previene esta situación se puede acabar produciendo un coágulo de sangre, que bloqueará las arterias interrumpiendo totalmente el paso de sangre. Si esto sucede en las arterias que rodean el corazón aparecerán arritmias e insuficiencia cardíaca asociadas a infarto o angina de pecho. Si ocurre en las arterias responsables de hacer llegar la sangre al cerebro derivará en apoplejía y si se ven afectadas las arterias femorales aparecerá dolor en las piernas al caminar y fatiga.

Las *causas* de la aterosclerosis son múltiples y se pueden dar simultáneamente: hipertensión, diabetes, colesterol elevado, disfunción renal, exceso de consumo de sal y grasas saturadas, el tabaquismo, cúmulo de tóxicos, etc.

Entre los *síntomas* más frecuentes se encuentra el dolor de pecho, la falta de respiración, los mareos, los calambres, las ulceraciones en las piernas, la confusión mental, la falta de coordinación motriz, etc.

Consejos dietéticos para su prevención:

- Una ingesta de calorías adecuada (normocalórica).
- Una disminución en el consumo de grasas saturadas, hidrogenadas y colesterol.
- La reducción de sal de mesa y alimentos ricos en sodio.
- La reducción en el aporte de azúcares simples.
- Un aporte adecuado de alimentos ricos en fibra.
- El uso de aceite de oliva como principal fuente de grasas.
- Evitar el aporte de proteínas ligadas a grasas (carnes grasas).

Hipercolesterolemia

El colesterol es una grasa que se encuentra en ciertos alimentos de origen animal como las carnes, lácteos enteros, huevos y mariscos y que además, también fabrica nuestro organismo en el hígado (es necesario para la síntesis de tejidos, hormonas, vitaminas, etc., aunque su exceso es nocivo para la salud).

El colesterol en sangre se transporta de dos maneras diferentes, a través de lipoproteínas de alta densidad HDL (colesterol bueno) y lipoproteínas de baja densidad LDL (colesterol malo).

Para aumentar el HDL-colesterol se recomienda dejar de fumar, mantener un peso saludable y practicar ejercicio físico regular y para disminuir el LDL-colesterol se recomienda disminuir la ingesta de alimentos ricos en grasa saturada y colesterol y mantener un peso saludable.

A continuación aparecen los *niveles de colesterol en sangre aconsejados:*

Colesterol total	
Menos de 200 mg/dl 200-250 mg/dl Más de 250 mg/dl	Nivel aceptable Nivel límite Nivel alto
HDL colesterol	
Hombres Más de 35 mg/dl **Mujeres** Más de 45 mg/dl	Nivel recomendable Nivel recomendable
LDL colesterol	
Menos de 130 mg/dl	Nivel aceptable
Triglicéridos	
Menos de 200 mg/dl	Nivel aceptable

¿Qué alimentos están permitidos y qué otros se deben evitar?

El consumo de colesterol diario debe ser inferior a 300 mg.

Alimentos	Permitidos	A evitar
Carnes	Ternera, caballo, cordero y cerdo (partes magras)	Costillas y partes grasas. Embutidos (salchichón, chorizo, sobrasada, mortadela,...)
Pollo	Pollo, pavo y aves sin piel	Piel de aves, pato, oca y vísceras
Pescados	Todos los pescados blancos y azules	Cangrejos, langosta, langostinos, gambas
Huevos	Clara de huevo	Yema de huevo (cantidad limitada)
Lácteos	Leche, yogures y quesos desnatados	Leche entera, yogures y quesos grasos, mantequilla, nata y crema de leche

Legumbres	Todas	Las preparadas con grasas animales
Frutos secos	Todos, cuidado porque son alimentos ricos en grasas totales	Coco
Cereales	Todos los cereales y derivados preparados con poca grasa	Pastelería y bollería a partir de huevo, leche entera y mantequilla
Verduras	Todas, preparadas sin grasa	Las preparadas con mantequilla o crema de leche
Frutas	Todas, cuidado con el aguacate y las aceitunas porque son alimentos ricos en grasas totales	
Grasas	Aceites de oliva y semillas	Aceites de coco y palma, mantequilla, manteca de cerdo
Azúcar y golosinas	Azúcar, miel mermeladas, caramelos (con moderación)	Chocolates, bombones, etc.
Bebidas	Agua mineral, bebidas gaseosas, infusiones, zumos naturales de fruta y hortalizas	Alcohol (solo con moderación)
Condimentos	Especias, vinagres, hierbas aromáticas	

Consejos dietéticos para su prevención:

- Mantener un peso adecuado y en caso de sobrepeso u obesidad se debe iniciar una dieta de adelgazamiento.
- La realización de ejercicio físico regular en función de las posibilidades es imprescindible para mantener un buen estado de salud.
- La alimentación debe ser equilibrada, saludable y variada.
- Utilizar técnicas culinarias sencillas y bajas en grasa como el papillote, el horno, la plancha, hervido o al vapor y evitar los empanados, rebozados, fritos, estofados, etc.
- Tomar los lácteos desnatados.
- Evitar las grasas saturadas procedentes de carnes grasas (cordero, embutidos, vísceras, algunas partes del cerdo,...). Optar por las carnes más

magras y eliminar siempre la grasa visible.

- Al preparar caldos con huesos o carne grasa o tocino se debe desgrasar antes de su consumo, eliminando la capa de grasa formada después de que se ha dejado enfriar.
- Utilizar siempre aceite de oliva.
- No consumir más de tres yemas de huevo a la semana, aunque se pueden tomar las claras que se quieran.
- Los helados, la bollería y la pastelería industrial contienen mucha grasa saturada.
- Leer el etiquetado de los alimentos para conocer que tipo de grasas han sido utilizadas para su elaboración. Si en algún momento aparece elaborado con grasa vegetal sin que se especifique de qué tipo, seguramente es que sea un producto elaborado con aceite de coco o palma, de origen vegetal pero saturado.
- Consumir 3 veces a la semana pescado azul como sardinas, atún, boquerón, caballa o salmón.
- Las frutas, verduras y hortalizas, legumbres y cereales no están restringidas, aunque se deben limitar en caso de padecer otras enfermedades como la obesidad o la diabetes.
- No consumir alcohol. Si se toma vino y no está prohibido por el médico por cualquier razón, no se debe superar los 100 cc por comida, o lo que es lo mismo, menos de medio vaso de agua.

DIABETES

Es una enfermedad que se caracteriza por un déficit relativo o absoluto de secreción de insulina por las células beta del páncreas. Esta es una hormona

Valores de glucemia basal (en ayunas) considerados normales.		
Hiperglucemia	Glucemia normal	Hipoglucemia
Superior a 110 mg/dl	Entre 65-70 y 110 mg/dl	Inferior a 65 mg/dl
Valores de glucemia pospandrial considerados normales (dos horas después de las comidas la glucemia debe estar por debajo de 150 mg/dl).		
En diabéticos se aceptan valores discretamente superiores: en ayunas hasta 140 mg/dl y dos horas después de las comidas hasta 189 mg/dl.		

anabolizante que actúa en el metabolismo de todos los nutrientes (hidratos de carbono, grasas y proteínas).

Su principal función es la de favorecer la incorporación de la glucosa sanguínea a las diferentes células insulinosensibles (músculo, hígado y tejido adiposo) del organismo, dónde actúa como fuente de energía. Gracias a ella la glucosa que no se ha utilizado se almacena en forma de glucógeno en el hígado y en el músculo y la que se encuentra en exceso se transforma en grasa.

También favorece la lipogénesis (reacción por la cual son sintetizados los ácidos grasos y esterificados con el glicerol para formar triglicéridos de reserva) y estimula la captación celular de aminoácidos para la síntesis proteica, disminuyendo la gluconeogénesis hepática a partir de los aminoácidos.

Se trata de una hormona hipoglucemiante, es decir, disminuye la glucemia o glucosa en sangre. En los diabéticos la secreción de insulina es inferior y no se eleva adecuadamente después de la ingesta de glúcidos en las comidas (por lo tanto estos se encuentran elevados en sangre).

¿Cuántos tipos de diabetes hay?

Podemos clasificar esta enfermedad metabólica en diabetes de tipo 1, diabetes de tipo 2 y diabetes gestacional.

La *diabetes de tipo 1* suele aparecer en la niñez y se caracteriza porque hay una destrucción de las células beta del páncreas con déficit absoluto de insulina (menos del 10% de los afectados por la diabetes padecen este tipo); la *diabetes tipo 2* suele aparecer después de los 40 años y está asociada a la obesidad y el sedentarismo (los enfermos que la padecen presentan resistencia a la insulina) y la diabetes gestacional es temporal y se produce a causa de la hormona placentaria durante el embarazo, que tiende a elevar la glucemia de la madre, sobretodo si hay antecedentes en la familia de diabetes o padecen sobrepeso.

El diagnóstico de la diabetes

El dato más fiable para diagnosticar una diabetes es el aumento de glucosa en sangre (esta se puede medir en distintos momentos del día, pero generalmente se hace en ayunas).

Dieta en situación de cetosis leve

Hay que administrar alimentos sin grasa y con un contenido bajo de hidratos de carbono administrados de forma regular a intervalos de 2-3 horas y coincidiendo con la pauta de insulina rápida.

Desayuno 9 h (30 gramos de hidratos de carbono): un vaso de 200 cc de leche desnatada + 2 tostadas de pan.
Media mañana 12 h (20 gramos de hidratos de carbono): un vaso de 200 cc de leche desnatada + 2 galletas tipo María.
Almuerzo 15 h (25 gramos de hidratos de carbono): caldo vegetal con 40 gramos de sémola o fideos.
Merienda 18 h (20 gramos de hidratos de carbono): 2 yogures naturales desnatados + 2 tostadas de pan.
Cena 21 h (30 gramos de hidratos de carbono): 200 cc zumo de naranja natural + 2 tostadas.
Toma de madrugada 4-5 h (30 gramos de hidratos de carbono): 200 cc de leche desnatada + 4 galletas tipo María.

En adultos, cifras por debajo de 110 mg/dl de glucosa en sangre en ayunas se consideran normales.

Cuando aparecen valores superiores a 126 mg/dl de glucosa en sangre en más de una ocasión, se puede hacer el diagnóstico de diabetes.

Cuando la glucemia está por encima de 180 mg/dl el riñón no puede impedir que pase a la orina y aparezca glucosuria.

¿Qué valores de glucemia son considerados normales?

¿Qué manifestaciones clínicas presenta el enfermo de diabetes?

- *Poliuria o aumento de la cantidad de orina.* La falta total o parcial de insulina provoca un aumento de la glucemia. Cuando esta cifra es superior a 1,8 g/l hay eliminación urinaria de glucosa, apareciendo esta en orina (glucosuria).
- *Polidipsia o aumento de sed.* Ante la pérdida de agua consecuencia de la poliuria, el organismo activa un mecanismo de reacción para evitar la deshidratación.
- *Polifagia o aumento de apetito.* Debido a la falta de insulina, la glucosa no es aprovechada debidamente y el organismo, para compensar la falta de energía, aumenta la necesidad de comer, apareciendo una sensación de apetito desmesurado.

- *Astenia o fatiga*. Junto a la pérdida de agua hay también una pérdida importante de sales minerales que provoca fatiga.
- *Adelgazamiento*. El organismo no aprovecha la glucosa y la pérdida por la deshidratación provoca disminución de peso, en ocasiones muy exagerado.

Complicaciones de la diabetes

Un mal control de la glucosa sanguínea provoca complicaciones a corto (complicaciones agudas) y largo plazo (complicaciones crónicas).

Complicaciones agudas.

Cetoacidosis

En situaciones de descontrol (cuando la persona ha estado sometida a períodos de estrés, cirugías, enfermedades o si ha omitido sus medicamentos), el diabético presenta compuestos llamados cetónicos en la sangre y en su orina. Esto puede ocurrir cuando el nivel de azúcar se ha mantenido muy elevado por tiempo prolongado y puede llevar fácilmente al coma con daños cerebrales o la muerte inclusive.

Los síntomas de cetoacidosis diabética incluyen náuseas y vómitos, dolor abdominal, exceso de sueño, boca seca, sed excesiva, orinar con mucha frecuencia, aliento con olor a dulce o manzanas, respiración dificultosa y dolor torácico.

Hipoglucemia

Es un descenso de la glucemia por debajo de lo normal a causa de sobredosis de insulina o de hipoglucemiantes orales, de errores dietéticos como saltarse una comida o consumir alcohol, de un exceso en la actividad física sin haber tomado un suplemento de glúcidos o sin haber disminuido la insulina y como consecuencia de vómitos o diarreas abundantes.

Cuando esto ocurre se ponen en marcha diferentes mecanismos de compensación por parte de nuestro organismo a través de la secreción de hormonas hiperglucemiantes y si estos mecanismos son inútiles se puede ver seriamente afectado el cerebro del diabético por la aparición de un coma hipoglucémico (que puede provocar lesiones irreversibles en el cerebro).

Los primeros síntomas de hipoglucemia que aparecen son la sensación de hambre, la cefalea (dolor de cabeza), la sudoración fría y los hormigueos.

Si no se corrige se presentan síntomas más graves como la dificultad para pensar o hablar, visión borrosa, comportamientos extraños, adormecimientos y mareos.

Para tratarla se deben administrar de 10 a 15 gramos de hidratos de carbono simples (de absorción rápida) como glucosa (2 pastillas de glucosport) o 100 cc de zumo de fruta natural o de bebida azucarada (no light) o 2 terrones de azúcar o 1 sobre de azúcar o 200 cc de leche desnatada, y si en 10-15 minutos no han desaparecido los síntomas se debe volver a repetir otra vez.

Si el anciano ya ha superado la hipoglucemia se deben administrar 10 gramos de hidratos de carbono de acción más prolongada para que no vuelvan a aparecer los síntomas como 20 gramos de pan o 3 galletas tipo maría o un vaso de leche entera o 2 yogures naturales o una pieza de fruta natural.

Si el descenso de la glucemia es muy pronunciado puede llevar convulsiones y pérdida de la conciencia (coma). En estos casos está prohibido ofrecer alimentos o líquidos por boca y se debe inyectar rápidamente glucagón intramuscular o subcutáneo.

Complicaciones crónicas.

Microangiopatías.

Son afectaciones de los vasos pequeños como los de los ojos. Es frecuente que el diabético adulto padezca retinopatías, que con un mal control de glucemias pueden llegar a provocar ceguera.

Macroangiopatías.

Son afectaciones de los vasos grandes como las lesiones que afectan a las arterias (arteriosclerosis), sobretodo en las extremidades inferiores.

Neuropatías.

Son alteraciones en el sistema nervioso con repercusión en la sensibilidad (nervios sensitivos), en los nervios motores o en el sistema vegetativo.

Se pueden presentar de las siguientes *formas clínicas:*

- Polineuritis. Es la más frecuente, aparece en el 40-62% de los diabéticos. Suele ser de predominio distal y simétrico, se manifiesta con parestesias y dolor en reposo. Hay afectación de reflejos osteotendinosos e hipoestesias en guante o calcetín.
- Mononeuritis. Implica daño a nervios por fuera del cerebro y de la medula espinal.
- Radiculopatías periféricas (ciático popliteo externo, femorocutáneo...).
- Neuropatía autónoma. Afectación gastrointestinal (atonía, alteración del ritmo intestinal con fases de diarreas/estreñimiento).
- Sintomatología genitourinaria (vejiga neurógena).

Consejos dietéticos para ancianos diabéticos

- La dieta debe ser normocalórica, es decir, debe de estar adaptada a las necesidades energéticas del anciano.

- Del total de calorías diarias aproximadamente el 50-60% deben ser hidratos de carbono (con supresión estricta de los azúcares sencillos), el 25-30% grasas (reduciendo las grasas saturadas y sustituyéndolas por las insaturadas) y el 15-20% proteínas (siendo el 50% de procedencia vegetal y evitando los alimentos proteicos grasos).
- Fragmentación de las calorías diarias en 6 tomas para una buena distribución de los hidratos de carbono: desayuno, media mañana, almuerzo, merienda, cena y un suplemento antes de ir a dormir. Intentar que pasen aproximadamente 3 horas entre una comida y la siguiente y evitar que transcurran más de 8 o 9 horas desde la última comida antes de irse a la cama y el desayuno.
- No saltarse ninguna comida e intentar no alterar de forma considerable los horarios de las comidas.
- No consumir azúcar de mesa, miel, caramelos, leche condensada, mermeladas, pasteles, productos de bollería, bebidas azucaradas, cacao y sus derivados, productos pre-cocinados y helados.
- Seguir una alimentación rica en fibra dietética, esta retrasa la absorción de los azúcares.
- No consumir bebidas alcohólicas de ningún tipo.

Además se aconseja:

- No fumar.
- Practicar de forma moderada ejercicio físico, siempre bajo consejo médico.
- Hacer con regularidad autocontroles glucémicos.
- No hacer cambios en las dosis de insulina indicadas por el médico, pueden causar hipoglucemias.

Propuesta de unificación de criterios en la educación dietética de pacientes diabéticos:

Tabla de equivalencias por contenido en hidratos de carbono:
(1 equivalente = 10 gramos de hidratos de carbono)

Grupo de los farináceos:

1 ración de féculas = 10 gramos de carbohidratos, 1,5 gramos de proteínas.

- 60 gramos de guisantes, habas tiernas.
- 50 gramos de patatas, boniatos.
- 20 gramos de pan, legumbres, castañas.
- 15 gramos de cereales, galletas, arroz, pasta, harina, sémola, tapioca.

Grupo de las verduras:
1 ración de verduras = 10 gramos de carbohidratos, 4 gramos de proteínas.
- 300 gramos de lechuga, escarola, acelgas, espinacas, pepino, calabacín, endivia.
- 200 gramos de repollo, coliflor, lombarda, espárragos, judías verdes, puerros, nabos, rábanos,
- tomates, brécol, setas, champiñón, berenjenas, calabaza, cardo, pimientos, perejil.
- 100 gramos de zanahoria, alcachofas, coles de Bruselas, col, remolacha, cebolla, ajo.

Grupo de las frutas:
1 ración de frutas = 10 gramos de carbohidratos.
- 200 gramos de melón, sandía.
- 100 gramos de albaricoque, fresón, fresas, frambuesas, granada, pomelo, naranja, mandarina, melocotón.
- 70 gramos de piña, ciruelas, kiwi, manzana, moras, nísperos, pera.
- 50 gramos de caquis, chirimoyas, cerezas, brevas, higos frescos, uvas, plátanos, membrillos.
- 25 gramos de higos y ciruelas secas.
- 15 gramos de pasas y dátiles.

Grupo de los lácteos:
1 ración de lácteos = 10 gramos de carbohidratos, 8 gramos de proteínas.
- 250 gramos de queso fresco o requesón.
- 200 gramos de leche entera, semidesnatada, desnatada, dos yogures naturales enteros o desnatados.
- 150 gramos de cuajada.
- 100 gramos de yogures de sabores, yogur líquido y mousse de queso natural.
- 60 gramos de flan, natillas, arroz con leche, Petit Suisse entero o desnatado.

Otros alimentos:
1 ración = 10 gramos de carbohidratos.
- 150 g de croquetas.
- 40 g de helado, ketchup o pizza.
- 25 g de churros, empanadillas.

- 15 g de cacao en polvo, chocolate, patatas chips, turrones, mazapanes.

Grupo de las carnes y charcutería:
(1 ración = 10 gramos de proteínas y de 2 a 5 gramos de grasas).
- 50 gramos de callos, carne de caballo, hígado de ternera y cerdo, filete de buey y ternera, perdiz, codorniz, pollo, conejo y riñones de cerdo o de ternera.
  (1 ración = 10 gramos de proteínas y de 6 a 12 gramos de grasas).
- 60 gramos de jamón cocido.
- 50 gramos de butifarra, filete de cerdo, chuletas de cordero, de jamón serrano, de lengua de vacuno o cerdo, de mollejas de ternera, de pierna de cordero y sesos de vacuno o cerdo.
- 30 gramos de cecina de vaca.
- 20 gramos de gelatina.
  (1 ración = 10 gramos de proteínas y de 13 a 25 gramos de grasas).
- 75 gramos de mortadela, de panceta de cerdo o de salchichas frescas.
- 50 gramos de chuleta de cerdo, de jamón fresco, de morcilla, de oca, de pato o de salchichón.

Grupo de pescados:
(1 ración = 10 gramos de proteínas y de 6 a 8 gramos de grasas).
- 65 gramos de anguilas, reo o salmón.
- 40 gramos de huevas de esturión.
  (1 ración = 10 gramos de proteínas y de 6 a 8 gramos de grasas).
- 65 gramos de anchoas, angulas, arenques, atún, bonito, boquerón, jurel y sardinas.
  (1 ración = 10 gramos de proteínas y de 1 a 3 gramos de grasas).
- 100 gramos de almejas, chirlas, chanquete, ostras, pulpo
- 65 gramos de abadejo-bacalao, bacaladilla, besugo, calamar, sepia, caracoles, centollo, gambas, langostas, congrio, dorada, esturión, gallos, huevas frescas, lenguado, lubina, mejillones, merluza, mero, nécoras, palometa, percebes, pescadilla, pez espada, rana, rape, raya, salmonete, trucha y vieiras.

Grupo de los huevos:
(1 ración = 10 gramos de proteínas y 12gramos de grasas).
- 2 unidades medianas de huevos.

Fuente: Plan de Alimentación por Raciones Hospital Universitari Clínic de Barcelona, Servicio de Endocrinología y Nutrición, Unidad de Educación Diabetológica.

Grupo de alimentos grasos:
(1 ración = 10 gramos de grasas).
- 12 gramos de mantequilla, margarina, mayonesa o nata.
- 10 gramos de aceite de girasol, de maíz, de oliva, de soja y manteca de cerdo.

Plan de alimentación por raciones en diferentes tipos de dietas.

Calorías	**1200 Kcal**	**1500 Kcal**	**1800 Kcal**	**2000 Kcal**
Desayuno				
Lácteos	1	1	1	1
Harinas	1	2	2	2
Grasas		1	1	1
Frutas			2	2
Media mañana				
Frutas	2	2		
Harinas			2	2
Proteicos			1	1
Comida				
Proteicos	2	2	2	2
Verduras	1	1	1	1
Harinas	2	4	4	6
Frutas	2	2	2	2
Grasas	1	1	1	2
Merienda				
Lácteos	0,5	0,5	1	1
Harinas			0,5	1
Cena				
Proteicos	2	2	2	2
Verduras	1	1	1	1
Harinas	2	4	4	6
Frutas	2	2	2	2
Grasas	1	1	1	1
Antes de acostarse				
Lácteos	0,5	0,5	1	1

% hidratos de carbono	50	52	52	54
% proteínas	20	18	20	18
% grasas	30	30	28	28

Ejemplo de dieta diaria para enfermos de diabetes de 2000 Kcal aproximadamente:

Desayuno

Un vaso de leche semidesnatada o 2 yogures.
4 biscotes con aceite de oliva.
100 gramos de manzana, melocotón, kiwi, naranja o pera.

Media mañana

40 g de pan integral con 40 gramos de jamón dulce + infusión sin azúcar.

Almuerzo/cena

Primer plato a elegir entre:

- 300 gramos de verduras a elegir entre espinacas, acelgas, lechuga, escarola, berenjena, calabacín, puerros, brócoli, endivia, tomate, o 200 gramos a elegir entre judías verdes, remolacha, zanahoria o alcachofa alternando cocinadas o en ensalada.
- 50 gramos de garbanzos, lentejas, judías, habas secas o guisantes secos.
- 40 gramos en crudo de pasta italiana o arroz.
- 100 gramos de patata.

Segundo plato a elegir entre:

- 150 gramos de pescado blanco.
- 120 gramos de carne de pollo, pavo, conejo o ternera.
- Huevos (2 unidades).

• Una vez al día, en comida o cena, se podrá tomar una ensalada de lechuga y tomate de 150 gramos aproximadamente.

Postre a elegir entre:

- 300 gramos de melón, sandía o fresón.
- 200 gramos de manzana, pera, kiwi, melocotón o naranja.
- 40 gramos de pan integral.

Merienda

Un vaso de leche semidesnatada.
20 gramos de pan tostado.

Toma antes de acostarse

220 cc de leche desnatada o 2 yogures.

Dieta del diabético en situaciones de emergencia.

Hay situaciones en las que el anciano diabético puede tener alterado el apetito o padecer fiebre, diarreas o vómitos que con seguridad descompensarán su diabetes con la aparición de *complicaciones* como la hipoglucemia:

Fiebre y falta de apetito.

La fiebre suele ser consecuencia de un proceso infeccioso y generalmente viene asociada a una pérdida del apetito y un aumento de sensación de sed. En esta situación las necesidades insulínicas se ven aumentadas por la infección y es imprescindible el procurar que el anciano diabético tome todos los glúcidos de la dieta que le corresponden en forma de zumos, purés o compotas sin azúcar añadido.

La toma de alimentos proteicos y grasos puede disminuirse e incluso excluir temporalmente siempre que la situación no se prolongue demasiado.

Diarreas.

En caso de diarrea se deben tomar *medidas dietéticas* que pueden ser compatibles con la alimentación habitual del diabético:

- Tomar pan tostado o al horno o en forma de biscotes.
- La leche se debe sustituir por yogur o bien otra leche fermentada. Si la diarrea es demasiado grave los lácteos se deben sustituir por otros alimentos con el mismo contenido glucídico.
- Se deben suprimir las verduras y las frutas crudas. Estas últimas se deben tomar hervidas o en compota sin azúcar añadida.
- El arroz será el plato glucídico que se debe tomar con más frecuencia (alternar con sémolas o tapioca).
- Optar por pescados hervidos o a la plancha o carnes muy tiernas (el pollo se debe tomar sin piel).
- Asegurar la hidratación con un aporte abundante de líquidos (infusiones sin azúcar y caldo de agua con adición de sal).

Vómitos.

En caso de vómitos se debe administrar la dieta a base de purés (dieta pastosa). Si es imposible la ingesta de ningún alimento se debe acudir urgentemente a un centro de diabetología para la administración de glúcidos por vía parenteral.

Dieta del diabético hospitalizado

En muchas ocasiones el diabético ingresa en el hospital por una patología independiente a la diabetes que requiera un tratamiento dietético diferente, por lo que se deberán adaptar las dietas de ambas enfermedades para evitar complicaciones (en caso de que las dos dietas sean discordes dominará la de la patología más grave en ese momento).

Cuando el paciente diabético se somete a una intervención quirúrgica cada 6 horas se le somete a controles de glucemia y de glucosuria, se le administra insulina rápida y la cuarta parte de los glúcidos de su dieta.

La dieta contiene 200 gramos de glúcidos que se pueden repartir en 50 gramos cada 6 horas o bien en 40 gramos cada 6 horas (coincidiendo con la administración de insulina), más 10 gramos, 3 horas después de la inyección. La dieta se debe ampliar en cuanto el paciente mejore ya que es carencial en muchos nutrientes.

Después de cada administración de insulina el enfermo debe tomar 30 gramos en crudo de sémola o arroz hervidos con caldo vegetal + fruta natural equivalente a 20 gramos de glúcidos (ejemplo: 100 gramos de cerezas o 100 gramos de albaricoque o 200 gramos de naranja, etc.).

3 horas después de la insulina 1 taza de leche o su equivalente en glúcidos (queso fresco o requesón o yogur).

OSTEOPOROSIS

Es una patología que suele aparecer en edades avanzadas, especialmente en mujeres posmenopausicas y está íntimamente relacionada con la producción de estrógenos.

Otras causas de su aparición pueden ser una mala absorción de calcio o una deficiencia de vitaminas C y D, una administración prolongada de fármacos corticosteroides por el síndrome de Cushing, hipertiroidismo, hiperparatiroidismo, estar confinado a una cama y los cánceres de huesos.

Es más frecuente en mujeres de raza blanca y se puede agravar por el tabaquismo, los trastornos de la alimentación, una alimentación extremadamente proteica, el sedentarismo, el alto consumo de alcohol, el exceso de café, el bajo peso corporal, la escasez de calcio a través de la dieta o de vitamina D (la falta de exposición al sol), la menopausia temprana, la ausencia de períodos menstruales (amenorrea) y los factores hereditarios.

Se presenta cuando el organismo no es capaz de reconstruir suficiente hueso nuevo o cuando una gran cantidad del hueso antiguo es reabsorbido por el cuerpo y se destruye progresivamente o en ambos casos.

Los huesos más afectados son el fémur y la cadera, que en los ancianos se vuelven tan débiles que pueden llegar a romperse por si solos y tener una muy difícil recuperación.

Es una dolencia que en su inicio no presenta *síntomas* pero si cuando ya está avanzada:

- Fracturas de las vértebras, muñecas o cadera (suele ser el primer indicio).
- Dolor de cuello.
- Dolores de espalda y de costillas.
- Sensación de opresión en la caja torácica.
- Deformaciones de la caja torácica y de la columna vertebral que provocan una postura encorvada.
- Pérdida de estatura con el tiempo.

Tratamiento

El objetivo de los tratamientos para la osteoporosis es retrasar o detener el proceso de pérdida de hueso, prevenir fracturas óseas y controlar el dolor.

- *Tratamiento farmacológico:*
  - Bifosfonatos: alendronato (Fosamax) y risedronato (Actonel), previenen la pérdida de hueso y reducen el riesgo de fracturas de la cadera y columna.
  - Raloxifeno (Evista): puede reducir el riesgo de fracturas de la columna en casi el 50% aunque no parece prevenir otras fracturas, incluyendo las de la cadera.
  - Terapia de reemplazo hormonal: hay estudios que demuestran que disminuyen un 34% las fracturas de cadera y un 24% las fracturas generales, sin embargo, hay un aumento en el cáncer de mama, de ataques cardíacos, de accidentes cardiovasculares y coágulos de sangre.

    Es muy importante que las mujeres que estén pensando en tomar la terapia de reemplazo hormonal para prevenir la osteoporosis consulten con su médico el riesgo individual de una enfermedad coronaria, accidente cerebrovascular, coágulos de sangre y cáncer de mama.
  - Calcitonina: Miacalcin (aerosol nasal) y Calcimar (inyectable), que retarda la velocidad de pérdida ósea y alivia el dolor en los huesos.
- *Ejercicio físico:*

  Siempre que sea regular, moderado y adaptado puede reducir el riesgo de fracturas óseas asociadas a la osteoporosis. Los estudios demuestran que el adelgazamiento de los huesos progresa más rápido y empeora con el sedentarismo.

  Entre los ejercicios más recomendados están los de resistencia (siempre en función de las posibilidades) como las pesas libres, las máquinas de pesas o las bandas de caucho para estirar, los ejercicios de equilibrio como el tai-chi o el yoga, los ejercicios de soporte de peso como el caminar, trotar, jugar a tenis y bailar y montar en bicicletas estáticas. Siempre

se debe evitar cualquier ejercicio que tenga riesgo de caída.
Los ejercicios al aire libre y a la luz del sol son beneficiosos ya que ayudan a sintetizar vitamina D.

- *Alimentación.*
  Muchos desequilibrios alimentarios pueden amenazar la integridad de los huesos. Una dieta que aporte una cantidad adecuada de calcio, de vitamina D y de proteínas no detiene completamente la pérdida ósea pero garantiza un buen suministro de materiales necesarios para la formación y buen mantenimiento de los huesos.
- *Consejos dietéticos para el mantenimiento de los huesos:*
  - El exceso de peso favorece las fracturas, mantener un peso saludable.
  - En edad avanzada se recomienda el consumo de 3 raciones de lácteos para asegurar un aporte adecuado de calcio.
  - En el mercado existen alimentos enriquecidos en calcio como zumos, batidos o postres que pueden aportar una dosis extra de este mineral.
  - Asegurar la vitamina D a través de la alimentación (sobretodo en invierno) y con la exposición solar (de forma moderada y con protección).
  - Aumentar el consumo de alimentos ricos en vitamina C, necesaria para la formación del colágeno y fundamental para la matriz orgánica del hueso.
  - Evitar el exceso de proteína de origen animal (se aconseja de 0,8 g a 1 g de proteína por kg de peso), ya que este aumenta la eliminación de calcio por los riñones.
  - Moderar el consumo de grasas, su exceso impide la absorción intestinal de calcio.
  - El exceso de fósforo impide la asimilación de calcio. Lo encontramos de forma natural en carnes, huevos, pescados, lácteos, frutos secos, cereales integrales y legumbres. La industria alimentaria lo incorpora en ciertos alimentos como los embutidos, quesos fundidos, cremas, postres, helados, pan, margarinas, bebidas con cola, etc.
  - Moderar el consumo de sal, su exceso propicia pérdidas de calcio a través de la orina. Evitar la sal añadida en la mesa y el consumo habitual de salazones, embutidos, conservas, salsas comerciales y pre-cocinados.
  - No tomar suplementos de calcio sin prescripción médica, el exceso de este mineral (cantidades superiores a los 2.000 miligramos diarios) favorece la formación de cálculos renales e impide la absorción de otros minerales como el hierro, magnesio o cinc.

- No abusar de la fibra dietética, su exceso intercede en la buena absorción de algunos minerales como el calcio.
- No abusar del café, té o cacao, su exceso interfiere en la absorción de calcio.
- El abuso de alcohol favorece la osteoporosis.

¿Cómo obtener 300 miligramos de calcio?

- 1 vaso grande o tazón (alrededor de 250 ml) de leche entera, semi-desnatada o desnatada.
- 7-8 cucharadas soperas (alrededor de 250 g) de queso blanco.
- 2 unidades de yogur natural, aromatizado, con frutas, etc.
- Alrededor de 300 gramos de petit-suisses.
- 25 gramos de quesos de pasta firme (beaufort, emmental, parmesano, comté, cantal,...).
- 30 gramos de quesos tipo holandés (gorda, edam,...).
- 50 gramos de quesos tipo babybel, pirineos, revolcón, raclette, etc.
- 60 gramos de queso tipo tomme, munster, etc.
- 90 gramos de queso cammembert.
- 300 gramos de queso de cabra de pasta blanda o semiseco.
- 150 gramos de queso de cabra seco.
- 250 gramos de queso brie.
- 350 gramos de queso fresco semisalado.
- 300 gramos de queso frescos con finas hierbas.
- 166 miligramos/litro de agua mineral Insalus, 108 miligramos/litro de agua mineral Betelu, 134 miligramos/litro de agua mineral Pañaclara.

Otras fuentes alimentarias de calcio diferentes a los lácteos. TCA-CESNID UB 2002:

Alimento	Miligramos/100 gramos de alimento
Boquerones	400
Sardinas enteras	314
Almendras	250
Soja cruda y seca	250
Perejil	200
Tofu	200
Nueces de Brasil	186
Higos secos	160
Berro crudo	157
Garbanzos crudos y secos	143
Alubias blancas crudas y secas	126
Leche de soja enriquecida	120-150
Espinaca cruda	104
Brécol crudo	93
Nueces	93
Aceitunas verdes y negras	61

Observación

Aunque algunos alimentos vegetales como las verduras de hoja verde (espinacas, acelgas, etc.), el cacao o las legumbres contienen mucho calcio, este se absorbe mal a causa de la presencia en estos alimentos de los oxalatos (sustancias que actúan como antinutrientes).

¿Qué alimentos están aconsejados en caso de osteoporosis y de fracturas óseas?

Grupos de alimentos	Aconsejados	Limitados	Desaconsejados
Lácteos	Leche Leche enriquecida en calcio Leches enriquecidas en vitamina D Yogur y leches fermentadas Quesos curados y semicurados	Postres lácteos comerciales azucarados	Lácteos desnatados no fortificados con vitamina D Nata y crema de leche

Pescados	Sardinas en lata Pescados blancos y Azules (2 o 3 veces en semana)	Moluscos y crustáceos	
Carnes, vísceras, huevos		Huevos Carnes magras Hígado	Carne con grasa visible
Cereales	Cereales de desayuno fortificados en calcio y vitamina D Pan blanco y biscotes Arroz, pasta italiana	Cereales y pan integral	Salvado de trigo
Legumbres	Todas		
Frutas	Todas las frescas	Frutas en almíbar	
Bebidas	Caldos caseros de verduras Caldos caseros de carne desgrasados Zumos de frutas Aguas fluoradas	Vino Bebidas refrescantes sin alcohol	Bebidas alcohólicas de alto grado Café Cacao
Aceites y grasas	Aceite de oliva Aceites de pescado Aceite de girasol	Mantequilla y margarina	Manteca
Bollería y dulces	Postres lácteos caseros	Galletas Repostería casera	Chocolate y cacao Repostería y bollería industrial
Condimentos y otros alimentos	Especias	Sal Platos pre-cocinados	Salsas comerciales

TRASTORNOS DE LA DEGLUCIÓN Y DE LA MASTICACIÓN

La disfagia es la sensación de dificultad en el paso del bolo alimentario durante el acto de la deglución.

Dependiendo de la localización de su origen la podemos clasificar en disfagia orofaríngea y disfagia esofágica.

Disfagia orofaríngea

- *Causas mecánicas:* tumores orofaríngeos, estenosis inflamatoria (faringitis, absceso tonsilar,...), membrana cricofaríngea, divertículo de Zenker, membranas esofágicas cervicales (síndrome de Plummer-Vinson...), cáusticos, radiaciones, patología tiroidea (hipertrofia, neoplasia), compresión vertebral (osteofitos y alteraciones esqueléticas), masas cervicales, cicatrices posquirúrgicas (traqueostomía...) y cuerpos extraños.
- *Enfermedades del Sistema Nervioso Central:* accidentes cerebrovasculares, parkinson, alzheimer, traumatismos craneoencefálicos, tumores del tronco cerebral, esclerosis lateral amiotrófica, esclerosis múltiple, parálisis cerebral, poliomielitis bulbar, síndrome pospoliomielitis, corea de Huntington, síndrome de Guillain-Barré, discinesias tardías, disautonomía familiar (síndrome de Riley-Day), otras enfermedades de la motoneurona y trastornos congénitos o degenerativos cerebrales.
- *Enfermedades del Sistema Nervioso Periférico:* diabetes mellitus, alcoholismo crónico, otros (difteria, tétanos, rabia, intoxicación por plomo...).
- *Enfermedades de la placa motora:* disminución de los receptores de acetilcolina (miastenia gravis, disminución de la liberación de acetilcolina (botulismo, aminoglucósidos a altas dosis, fenitoína, síndrome de Eaton-Lambert, miastenia congénita) y bloqueo de los receptores de acetilcolina (penicilamina, procainamida, propanolol, organofosforados, curare).
- *Enfermedades musculares:* miopatías metabólicas (hipertiroidismo, hipotiroidismo, amiloidosis, sarcoidosis, síndrome de Cushing, enfermedad de Wilson), fármacos (amiodarona, inhibidores de la HMG-CoA reductasa, esteroides...), miopatías inflamatorias (polimiositis, dermatomiositis, miositis por cuerpos de inclusión), distrofias miotónica y oculofaríngea.
- *Disfunción cricofaríngea primaria.*
- *Xerostomía:* síndrome de Sjögren primario o secundario, síndrome seco de otra naturaleza (fármacos-anticolinérgicos, neurolépticos, antidepresivos tricíclicos, infección por VIH, radioterapia, linfoma, sarcoidosis, amiloidosis, hemocromatosis...

Disfagia esofágica

- *Causas mecánicas:* estenosis inflamatorias y posinflamatorias (péptica, cáustica, rádica), neoplasias (primarias o metastásicas), membranas y anillos esofágicos (anillo de Schatzki...), cuerpos extraños, masas mediastínicas, compresión vascular (vasos aberrantes, hipertrofia auricular), compresión vertebral (osteofitos, alteraciones esqueléticas).

- *Trastornos motores esofágicos primarios:* acalasia, espasmo esofágico difuso, peristalsis esofágica sintomática, etc.
- *Trastornos motores esofágicos secundarios:* enfermedad por reflujo gastroesofágico, pseudoacalasia (neoplasias), enfermedades endocrino-metabólicas (diabetes mellitus, alcoholismo crónico, hipertiroidismo, hipotiroidismo, amiloidosis...), colagenopatías (esclerosis sistémica, enfermedad mixta del tejido conectivo, lupus eritematoso sistémico...), infecciones (moniliasis, citomegalovirus, enfermedad de Chagas...), miopatías (enfermedad de Steinert...), neuropatías (pseudobstrucción intestinal neuropática...).

En todos estos casos es necesario tomar *medidas dietéticas* para evitar aspiraciones respiratorias, problemas digestivos y atragantamientos:

- Si hay dificultad para tragar los líquidos se recomienda optar por líquidos de consistencia semisólida como cremas, purés de fruta, flanes, natillas, helados, yogures, cuajadas o queso fresco. Será necesario eliminar los líquidos de consistencia fina o ligera como el agua, infusiones, caldos y sopas (sobre todo contienen ingredientes sólidos como la pasta o el arroz) ya que para tragarlos se necesita un gran control y una buena coordinación. Se puede espesar la textura líquida añadiendo maizena, puré de patata o espesantes comerciales.
- Si hay dificultad para tragar los sólidos se recomienda eliminar de la dieta los alimentos que se desmenuzan con facilidad en la boca y que forman pequeñas bolas que se puedan dirigir hacia el aparato respiratorio al toser y provocar aspiración.

Se desaconseja el consumo de alimentos secos (con bajo contenido en agua) como el pan tostado, los frutos secos y los aperitivos ya que pueden irritar la boca, la lengua y la garganta.

Otros consejos

- Evitar las bebidas alcohólicas y las bebidas gaseosas.
- Los alimentos muy calientes o muy fríos se tragan mucho mejor que los tibios.
- Asegurar el aporte de un mínimo de 2 litros diarios de agua (incluidos a través de los lácteos y los líquidos espesados).

- Para conseguir consistencias semisólidas y facilitar la deglución ablandar los alimentos sólidos con leche, caldos o salsas.
- Para un aporte suficiente de proteínas es recomendable el enriquecer los purés con suplementos en polvo o bien utilizar purés enriquecidos.
- Cuando hay exceso de mucosidad se deben eliminar los alimentos muy dulces y los cítricos ya que estos aumentan o espesan la saliva dificultando la deglución.
- La mejor posición para comer es con el cuerpo casi recto y los pies apoyados en el suelo.

¿Qué alimentos son los más adecuados?

- Zumos espesos, sorbetes, batidos de sorbete, gelatinas y líquidos de consistencia fina espesados con espesantes.
- Mantequilla, margarina, queso cottage, cremoso o licuado, quesos suaves, yogur, queso espesado o sustitutivos lácteos y helados de crema (si son tolerados).
- Huevos en tortilla, escalfados, revueltos, medio cocidos y flanes.
- Panes, tostadas, cereales cocidos, panes sin nueces ni pasas, galletas dulces sin nueces ni pasas (tipo maría por ejemplo) y casi todas las pastas para sopa.
- Verduras suaves enlatadas, patatas gratinadas, al horno, hervidas o en forma de puré, con margarina, verduras en puré espeso y verduras picadas e incluidas en gelatina.
- Frutas enlatadas suaves sin semillas ni pellejo, plátanos maduros, frutas en puré, batidas, espesas y frías y frutas blandas en gelatinas
- Carne jugosa, albóndigas, carne picada con salsas, y salsas de carne, pescado jugoso y suave sin espinas.

¿Qué alimentos se deben descartar?

- Agua, zumos de consistencia fina, leche, café o infusiones.
- Queso cottage seco y queso caliente derretido.
- Huevos con muy poca consistencia y ponches de consistencia fina.
- Galletas saladas, arroz u hojuelas de cereales secos, pan tostado y pan blanco suave.
- Verduras crudas, trozos de verduras y verduras muy fibrosas.
- Frutas crudas (excepto plátanos), frutas en puré semisólido y piña en trocitos finos.

- Carnes picadas secas, carnes en trozos, pescado seco o con espina.
- Pasteles y galletas secas, postres con pasas, nueces, semillas o coco, caramelos duros y chocolate.

Ejemplo de comidas diarias para personas con problemas de deglución.

Desayuno

Turmix de leche semidesnatada 200 ml + azúcar 10 g + 5 galletas tipo María + zumo natural de fruta (150 cc -200 cc)

Media mañana

Puré de frutas (pera + naranja o kiwi + plátano + 2-3 galletas maría) o turmix de yogur + 2-3 galletas maría + fruta (kiwi o naranja + plátano)

Almuerzo

Turmix de lentejas con arroz o de garbanzos con verduras o de patata y acelgas o de arroz a la jardinera, etc.

Turmix de ternera guisada o de merluza con guisantes o de pollo con zanahorias o de huevo con champiñones, etc.

Yogur con azúcar o compota de pera o de manzana o natillas o flan o sorbete de frutas.

Merienda

Turmix de leche semidesnatada con azúcar y 2-3 galletas tipo María

Cena

Crema de calabacín o de zanahoria o de champiñones o de espárragos, etc. o gazpacho andaluz o gazpacho de almendras (ajoblanco) o sopa de pescado o de pasta, etc.

Turmix de merluza con bechamel o de lenguado al horno con verduras o de gallo con calabacín o puré de albóndigas con guisantes o de pollo con pasta o arroz, etc.

Turmix de frutas o compota de manzana batida o queso fresco con miel o melocotón con almíbar o mousse, etc.

ESTREÑIMIENTO

No se trata de una enfermedad, es un síntoma que ocasiona molestias a las personas que lo sufren.

Es un trastorno relacionado con el aparato digestivo en el que se genera una retención de las materias fecales. La evacuación de las heces resulta escasa, infrecuente o dificultosa para la persona, que suele presentar falta de ganas de defecar o bien una sensación de vaciamiento incompleto.

Se considera normal desde una deposición cada 2 días hasta 2-3 deposiciones por día.

Las personas que lo padecen sufren dolor en la evacuación, dolor de espalda y de cabeza, fatiga, sensación de hinchazón abdominal (gases y flatulencias) y heces duras y escasas.

Las personas de edad avanzada se ven afectadas por el estreñimiento por la disminución del ejercicio físico diario (algunos están encamados), por la ingesta insuficiente de fibra dietética (la pérdida de piezas dentarias puede dificultar la masticación de fruta fresca y ensaladas) y por la ingesta insuficiente de líquidos.

¿Qué causa estreñimiento?

- Malos hábitos (no prestar atención a la urgencia de defecar o hacerlo sin dedicar el tiempo necesario).
- Debilidad de los músculos de la pared abdominal y del suelo de la pelvis que intervienen en la defecación.
- Dieta pobre en alimentos ricos en fibra como las frutas, las verduras, las legumbres y los cereales integrales e ingesta insuficiente de líquido.
- Falta de ejercicio físico, este realizado de forma regular contribuye a aligerar el tránsito intestinal.
- Factores psicológicos (estrés).
- Ingesta de ciertos medicamentos como la morfina, codeína, ansiolíticos, antidepresivos, antihipertensivos, los suplementos de calcio y de hierro, diuréticos, etc.
- Otras enfermedades como la diabetes, Parkinson, depresión, esclerosis múltiple, secuela de la trombosis cerebral, demencia, etc.
- Secundario a otras enfermedades como las fisuras anales (heridas producidas en la piel que circunda el ano al evacuar) o las hemorroides (venas dilatadas que aparecen en el ano cuando una persona tiene que realizar un esfuerzo excesivo para defecar) y los fecalomas (las heces se acumulan y se compactan tanto que el reflejo natural evacuatorio resulta insuficiente y la debilidad de la musculatura abdominal impide expulsarlas, por lo que es necesario realizar un tratamiento que las ablande).

¿Cómo se puede mejorar el ritmo intestinal?

En primer lugar se debe modificar o adaptar la dieta.

- Beber más líquidos, más de 2 litros al día.
- Tomar más alimentos ricos en fibra como fruta, verdura, frutos secos, pan integral y otros cereales completos.
- Limitar los alimentos que no tienen fibra o que endurecen las heces como el azúcar, los caramelos, los quesos curados o el arroz.

Trucos que pueden ayudar

- Tomar un vaso de agua tibia en ayunas.
- Beber un café en ayunas.
- Zumo de naranja en ayunas.
- Dos o tres ciruelas o kiwis en ayunas.
- Tomar agua tibia con limón.

En segundo lugar está el *aumento del ejercicio físico:*

- Hacer ejercicio físico regular.
- Hacer ejercicios de los músculos abdominales:
  - Colocar los codos entre las piernas e intentar separarlos al máximo mientras al mismo tiempo se bajan los glúteos (como al realizar una sentadilla), mantener la posición durante 5 segundos, relajarse y repetir 3 veces).
  - Colocarse acostado en el suelo boca arriba con los brazos extendidos a la altura de los hombros, aproximar las rodillas al pecho y luego girar a un lado, mantener el movimiento 5 segundos, luego cambiar de lado y repetir tres veces en cada lado.

Por último, las *medidas generales:*

- No se debe nunca ignorar el reflejo de defecar, la retención de este reflejo suele causar su desaparición y crear un estreñimiento crónico. Hay que establecer un horario fijo para defecar y hacerlo sin prisas (las prisas o el cambio frecuente de lugares suelen suprimir el reflejo de la evacuación).

Cuando ninguna de las medidas mencionadas mejora el estreñimiento se debe recurrir a los laxantes, siempre bajo consejo médico para evitar complicaciones. Entre estos se encuentran los laxantes salinos, formadores de masa, irritantes y preparados de uso rectal.

Los laxantes salinos retienen agua en el lumen intestinal incrementando la presión, y esto suaviza las deposiciones. Pueden resultar perjudiciales si la función renal está alterada (contienen magnesio que se absorbe y pasa a la circulación general).

Los formadores de masa actúan absorbiendo agua e hinchándose en el interior del intestino, lo que ablanda las heces y estimula los movimientos del colon. Pueden llegar a causar obstrucción intestinal si no se toman con abundantes líquidos (esto puede ser un inconveniente en ancianos debilitados o en personas encamadas, con sensación de sed reducida o para las personas que tengan restringida la toma de líquidos).

Suelen producir flatulencias y los diabéticos deben tener en cuenta su contenido en hidratos de carbono antes de tomarlos.

Los laxantes irritantes o estimulantes son útiles en casos de estreñimiento pasajero ya que su efecto es rápido pero no cuando este es crónico ya que alteran la motilidad del intestino.

Los preparados de uso rectal son supositorios de glicerina, consiguen una distribución a todo el organismo a través de su absorción rectal. Su aplicación relaja el esfínter rectal y permite expulsar la materia fecal acumulada en la ampolla rectal.

Características de las heces que se deben precisar

Número de deposiciones diarias:

Ya se ha comentado anteriormente que se considera normal desde 1 deposición cada 2 días hasta 2-3 deposiciones por día.

Consistencia:

Normalmente es pastosa-dura, dependiendo del tiempo de permanencia de las heces en el colon. Si disminuye la motilidad y el tránsito intestinal, las heces pierden mayor cantidad de agua, por lo que el residuo fecal será de mayor consistencia. Si por el contrario, aumenta, solo hay tiempo para que elimine una pequeña cantidad de agua y la consistencia disminuye.

Cantidad:

Es variable en según el tipo de alimentación, mientras mayor consumo de alimentos ricos en fibra dietética las heces serán más abundantes. Si la dieta es rica en alimentos ricos en proteína y pobre en fibra dietética, las heces son serán más escasas. La cantidad media diaria es de 100 a 200 gramos aproximadamente.

Composición:

Las heces están constituidas normalmente por restos de alimentos, pigmentos biliares, calcio o potasio y gérmenes saprofitos.

Color:

El color normal es pardo en los adultos y amarillo en los lactantes, aunque puede variar según la composición de la dieta y la toma de algunos medicamentos.

Alteraciones en las heces:

- Si las heces sufren un oscurecimiento es porque hay un aumento de la cantidad de pigmentos biliares (heces pleocrómicas).
- Si las heces son claras o blanquecinas es por que hay una disminución o ausencia de la cantidad de pigmentos biliares (heces hipocólicas o acólicas).
- Si las heces presentan moco y pus es consecuencia de un estado inflamatorio o infeccioso.
- Si las heces presentan en su composición grasa se denomina esteatorrea e indica malabsorción de grasas.

DIARREAS

La diarrea se produce por aceleración del tránsito intestinal, que ocasiona hasta 15-20 o más deposiciones fluidas diarias, en ocasiones abundantes.

La duración puede variar de pocos días a varias semanas e incluso meses.

La causa más frecuente de su aparición es la gastroenteritis viral, la intoxicación alimentaria y la diarrea del viajero.

También puede ser consecuencia de la toma de algunos medicamentos, especialmente antibióticos, laxantes que contienen magnesio y la quimioterapia para tratar el cáncer, los síndromes de malabsorción como la intolerancia a la lactosa, la enfermedad celíaca, las enfermedades intestinales inflamatorias como la colitis ulcerosa o la enfermedad de Crohn y el síndrome del intestino irritable.

Cuadro resumen de las causas de la diarrea.

Orgánicas, por lesiones del intestino
- Infecciosas: bacterianas, micóticas, víricas
- Parasitarias: protozoos, vermes
- Tóxicas: alimentarias
- Inflamaciones inespecíficas: colitis ulcerosa, diverticulitis, enteritis
- Posoperatorias
Funcionales
- Hipersecreción biliar
- Hiposecreción gástrica
- Psicosomáticas: por estrés, colon irritable
- Alergia inespecífica a ciertos alimentos
- Por absorción intestinal inadecuada
Por enfermedades extraintestinales
- Nefrógenas: síndrome urémico
- Neurógenas: tumores cerebrales
- Endocrinas: diabetes, enfermedad de Addison
- Circulatorias: insuficiencia cardíaca, cirrosis hepática

Principios generales de la dieta astringente

A través de la dieta astringente pretendemos mantener la hidratación del enfermo, conseguir un óptimo estado de salud, disminuir el peso y aumentar el volumen fecal, mejorar la absorción de nutrientes y fluidos, mejorar la microbiota intestinal en caso de estar alterada y retrasar la velocidad del tránsito intestinal.

Orientaciones dietéticas:

- Evitar la fibra vegetal insoluble (la fibra soluble presenta mayor viscosidad y es más fácilmente fermentada por las bacterias del colon, por lo que contribuye al mantenimiento y el desarrollo de la microbiota bacteriana y ayuda a controlar el número de deposiciones y su consistencia en episodios de diarrea).

- Administrar las calorías totales del día en comidas poco abundantes (las cantidades elevadas estimulan el peristaltismo intestinal y dificultan la digestión).
- Suprimir la leche por su contenido en lactosa y por tener una digestión prolongada. Se puede sustituir por yogures naturales bio, derivados lácteos líquidos con bífidus o queso fresco desnatado.
- Suprimir cocciones como los guisos, los fritos, los embutidos y los salados que irritan la mucosa digestiva. Se aconsejan técnicas culinarias como el hervido, el horno, el microondas, al baño maría, a la brasa, al vapor, en papillote y el asado.
- Eliminar las grasas, por ser de digestión prolongada.
- Suprimir todo tipo de salsas ácidas (con vinagre o limón) y especias como la pimienta, el ajo molido, el pimentón picante o el tabasco.
- Suprimir los estimulantes del reflejo gastrocólico y del peristaltismo como el café y los zumos azucarados de naranja u otros cítricos, chocolate y dulces en general.
- Se aconsejan alimentos ricos en pectinas como manzanas, membrillo, zanahoria, etc.
- Evitar las temperaturas extremas y en especial la ingesta de líquidos fríos, la temperatura de los alimentos debe ser templada.
- Las verduras y legumbres no se deben servir crudas, prepararlas en forma de puré, tamizadas o pasadas por el chino.

Ejemplo de dieta astringente:

- Fase de dieta absoluta: en caso de síndrome diarreico agudo no se debe ingerir nada durante las primeras horas (de 6 a 24 horas) con reposición hidroelectrolítica (por vía oral o intravenosa).
- Inicio de la dieta líquida: beber agua, agua de arroz (prepararla hirviendo durante unos 10 minutos arroz con zanahoria y un poco de sal), infusiones suaves, caldos desgrasados, agua de manzana hervida, limonada natural, leche sin lactosa o una bebida de reposición electrolítica para evitar una deshidratación y reponer electrolitos.
- Primera fase de dieta sólida: se introduce el arroz hervido o la sémola de arroz.
- Continuación: se introducen cereales refinados, jamón cocido, pollo y pescado blanco o hervido, patatas hervidas y manzana hervida.
- Segunda fase: se añaden alimentos a la plancha.
- Última fase: se reintroducen lentamente la verdura y las hortalizas, más tarde la leche y dejar el café para más adelante.

ANOREXIA O HIPOREXIA

La hiporexia es la pérdida parcial de apetito o falta de deseo de comer y la anorexia es la falta total. Esta puede ser el síntoma de un gran número de enfermedades, tanto intestinales como extraintestinales.

Enfermedades intestinales relacionadas con la anorexia:

- Trastornos dentales o aftas orales.
- Candidiasis oral o esofágica.
- Espasmos esofágicos.
- Úlcera péptica.
- Estenosis pilórica.
- Enteritis regional.
- Hepatitis.
- Colelitiasis.
- Carcinoma de cualquier localización, etc.

Enfermedades extraintestinales relacionadas con la anorexia:

- Manifestación atípica de enfermedad:
  - Dolor crónico de cualquier etiología.
  - IAM.
  - Insuficiencia respiratoria.
  - Insuficiencia hepática.
  - Uremia.
  - Enfermedades inflamatorias: Arteritis de células gigantes...
  - Infecciones crónicas (TBC, endocarditis,...).
- Endocrinopatía:
  - Hipotiroidismo/Hipertiroidismo.
  - Hiperparatiroidismo.
  - Enfermedad de Addison.
  - Panhipopituitarismo.
  - Diabetes mellitus.
- Tumores.
- Depresión.
- Alteraciones sensoriales.
- Fármacos.
- Tóxicos: alcohol, tabaco.

Medicamentos que provocan anorexia:

- Digoxina.
- Antidepresivos IMAO.
- ISRS (fluoxetina).
- Antidepresivos tricíclicos.

- Opioides.
- Anticolinérgicos.
- AINEs.
- Hierro.
- Fenitoína.
- L-dopa.
- Xantinas.
- Alendronato.
- Polifarmacia (4 o más fármacos).

Es importante prestar atención a las preferencias alimentarias del anciano, conocer sus gustos para incluir en la dieta diaria los alimentos que más le gusten, incluso se deben ofrecer fuera de los horarios de las comidas, siempre que le apetezca.

Se deben incluir alimentos que en poco volumen sean capaces de aportar mucha energía y variedad de nutrientes y evitar los alimentos poco energéticos y que sacien mucho como las ensaladas sencillas, sopas o caldos claros, etc.

Se puede aumentar el valor nutricional de los platos enriqueciéndolos con leche en polvo, queso rallado tipo parmesano, huevo completo, clara de huevo, aceite, mantequilla, mayonesa, crema de leche, azúcar, miel, mermelada o frutos secos.

Es aconsejable sustituir ciertas bebidas como las infusiones por otras más nutritivas como los batidos de leche con fruta o los zumos de frutas y hortalizas.

Soluciones para evitar la saciedad precoz y mejorar el apetito:

- Restringir los alimentos ricos en fibra por su elevado poder saciante.
- Limitar la ingesta de líquidos en las principales comidas, para evitar que se llene el estómago antes de terminar de comer.
- Beber de 30 a 60 minutos antes o después de las comidas.
- Evitar los alimentos muy calientes, optar por temperaturas templadas, que se toleran mejor, potencian el aroma de los alimentos y sacian menos.
- Variar al máximo las cocciones, sabores y texturas de la dieta, teniendo en cuenta si existe alguna limitación en la persona mayor a la hora de masticar, tragar, etc.
- Cuidar la presentación y la condimentación de los platos para hacerlos más agradables y apetitosos.
- Caminar con regularidad o hacer ejercicios suaves, también ayuda a estimular el apetito.

PÉRDIDA DE AUTONOMÍA FÍSICA

La pérdida de visión y la incapacidad para moverse son las limitaciones más frecuentes en la vejez. Actúan directamente sobre la alimentación y su aparición aumenta cuanto mayor es el individuo.

Por ejemplo, cuando el anciano tiene algún impedimento en la capacidad de caminar y no puede ir a comprar alimentos sus hábitos dietéticos se ven alterados, si no hay ayuda procedente de familiares o cuidadores el anciano hará la compra de forma esporádica y tendrá que optar por alimentos conservados (envasados) de larga duración y poco a poco dejará de consumir alimentos frescos como frutas y verduras.

Cuando hay incapacidad total para moverse y el anciano se encuentra encamado o se mueve en silla de ruedas la situación empeora agravando su estado nutricional, será necesaria ayuda de un cuidador para poder atender sus necesidades básicas.

En muchas ocasiones la invalidez impide cocinar y en los casos más graves impide el comer sin ayuda de otra persona (esta debe cortar los alimentos y llevárselos a la boca).

Las enfermedades que incapacitan a las personas ancianas son la artrosis, demencia senil, hemiplejías, enfermedad de Parkinson, obesidad, enfermedad pulmonar obstructiva crónica aguda, insuficiencia cardíaca avanzada, depresión, ceguera, amputaciones, cáncer de laringe, faringe o esófago, arteriopatías obliterantes de los miembros inferiores y el síndrome de inestabilidad.

A veces, la enfermedad provoca incapacidad para usar de forma adecuada los cubiertos y los vasos. En el mercado podemos encontrar utensilios adaptados para facilitar el acto de comer y aumentar la autonomía del enfermo.

ANEMIA FERROPÉNICA

Es la forma más común de anemia y aparece por insuficiencia de glóbulos rojos o por la capacidad reducida de estos para transportar oxígeno o hierro.

Su principal *causa* es el déficit nutricional de hierro y cursa con síntomas como la fatiga, vértigo, mareos, taquicardia, dificultades para respirar con normalidad, palidez en la piel, labios, uñas, palmas de las manos o parte inferior de los párpados.

Las causas de deficiencia de hierro son la disminución en el aporte de este a través de los alimentos (reducción del consumo de carnes rojas), la poca absorción corporal y la pérdida de sangre (incluyendo el sangrado menstrual abundante).

En los ancianos, la anemia frecuentemente es consecuencia de la pérdida de sangre gastrointestinal asociada a úlceras, el uso de aspirina o fármacos antiinflamatorios no esteroides (AINES) o la presencia de ciertos tipos de cáncer como el de esófago, el de estómago o el de colon.

Las principales causas por las que los ancianos dejan de consumir carnes rojas son el rechazo a su sabor, la dificultad de masticación por su dureza, los pocos recursos económicos (la carne es más cara que muchos otros alimentos) y la pérdida de autonomía que dificulta su correcta manipulación y cocción.

¿Qué alimentos contienen hierro?

Este mineral es abundante en alimentos como las vísceras (hígado y riñones), carnes rojas y pescados y algunos alimentos vegetales como las legumbres, cereales y verduras.

No solo es importante la cantidad de hierro contenida en los alimentos, sino su capacidad de absorción. El hierro de las carnes y pescados se asimila tres veces mejor que el contenido en las verduras o los cereales.

Alimento	Cantidades de hierro por cada 100 gramos de alimento (mg)	Porcentaje de hierro asimilable y utilizado por el organismo (%)	Aporte útil de hierro por cada 100 gramos de alimento (mg)
Riñones	De 8 a 18	15	De 1,2 a 2,7
Hígado	De 8 a 18	15	De 1,2 a 2,7
Carne de ternera	De 3 a 6	15	De 0,5 a 0,9
Carne de cerdo	2	15	0,3
Carne de cordero	2	15	0,3
Carne de ave	1,5	15	0,3
Pescados	De 1 a 2	15	0,2
Ostras	7	15	1,1
Huevos	2	10	0,2
Leche de vaca	0,05	10	0,005
Leche de vaca enriquecida	1,5	10	0,15
Soja	6	6	0,4
Lentejas	7	3	0,2
Judías	De 2 a 10	3	0,3
Garbanzos	11	0	0,3
Patatas	1	5	0,05
Cereales (pastas, arroz, harina, maíz, etc.)	De 1 a 3	5	De 0,05 a 0,15
Espinacas			
Otras verduras	De 2 a 4	2	De 0,04 a 0,10
Frutas	De 1 a 2	2	De 0,02 0,04
Chocolate	De 0,5 a 1	2	0,02
	De 1 a 3	De 1 a 5	De 0,01 a 0,20

Cantidades de hierro contenidas en los alimentos.

¿Cómo podemos evitar las carencias de hierro?

- Comer carnes o pescados al menos una vez al día. Son alimentos que además de ser ricos en hierro contienen proteínas que favorecen la asimilación del hierro procedente de las féculas o verduras que completan el menú.
- Incluir algún cítrico (limón, naranja y kiwi) en los menús. La vitamina C contenida en estos alimentos favorece la asimilación de hierro del menú.
- No consumir un exceso de alimentos completos, salvado y ácido fítico de los alimentos integrales impiden la asimilación de hierro.
- Es aconsejable consumir los lácteos entre horas: desayuno, merienda y tentempiés. Consumirlos concentrados en el almuerzo y en la cena impiden la asimilación de hierro por su alto contenido en calcio.
- No es recomendable beber té en las comidas principales, los taninos que lo componen dificultan la asimilación de hierro.
- Consumir el pan blanco, pasta, arroz y cereales enriquecidos con hierro.

PÉRDIDA DE LA CAPACIDAD DE MASTICACIÓN

Problemas como la pérdida de alguna pieza dentaria a causa de las caries o por alteraciones en las encías o la mala adaptación de las prótesis dentales por el adelgazamiento de las encías propio de la edad comprometen seriamente la capacidad de masticar.

Los ancianos deben modificar y adaptar su dieta a una textura blanda pero en muchas ocasiones, caen en errores dietéticos como dejar de consumir carnes, frutas y verduras o abusar de alimentos blandos fritos como las croquetas.

A continuación aparecen diferentes *alimentos de fácil masticación* clasificados por grupos:

- *Grupo de los lácteos:* leche, yogures, queso fresco, queso tierno, queso rallado, flan, crema y natillas.
- *Grupo de las verduras y de las hortalizas:* verduras en puré, verduras hervidas y chafadas, gazpacho, zumos de zanahoria o de otras hortalizas, lechuga cortada en juliana, zanahoria rallada, tomate o pepino rallado.
- *Grupo de las frutas:* zumos naturales, frutas en almíbar, compota de fruta, pera o manzana hervidas o al horno, batidos de fruta, plátano chafado, manzana rallada, tomate maduro sin piel, macedonia troceada en pedacitos pequeños y frutas blandas como la uva, las fresas, etc.
- *Grupo de los farináceos:* pan de molde, pan de viena sin costra, arroz, pasta, patata hervida, al horno o en puré, legumbres en forma de puré o chafadas y galletas, biscotes o melindros mojados con la leche.

- *Grupo de los proteicos:* carne picada, hamburguesas, albóndigas, croquetas, pescado, pasteles de carne o de pescado, huevos (el duro es mejor rallarlo), jamón york y fiambres (de pollo o pavo, etc.).

Ejemplo del menú de un día:

Desayuno

Leche con o sin café, mantequilla o margarina y mermelada con pan de molde

Media mañana

Zumo de naranja natural

Almuerzo

Crema de garbanzos y verduras
Pescado en salsa verde
Plátano chafado o flan o yogur
Plan de molde de acompañamiento

Merienda

Galletas María mojadas en leche

Cena

Sopa de sémola
Tortilla de patata o de calabacín
Pera al horno o crema o yogur
Pan de molde de acompañamiento

ENFERMEDAD DE ALZHEIMER

Las demencias degenerativas están asociadas a la atrofia y a la involución patológica del sistema nervioso central, siendo la más frecuente la enfermedad de Alzheimer (del 50% al 80%).

Se caracteriza por una destrucción progresiva de las neuronas del córtex cerebral con una disminución de los neurotransmisores que afecta a las funciones mentales como la memoria, concentración, orientación, afectividad, lenguaje, comportamiento y motricidad en sus últimas fases.

En las etapas iniciales, el enfermo padece síntomas inespecíficos como cefaleas o molestias difusas y suele presentar un progresivo desinterés por las aficiones habituales (tiene dificultad para llevarlas a cabo correctamente).

También se aprecian cambios de carácter, irritabilidad, disminución de la autoestima, tristeza, depresión y dificultades para llevar una vida social autónoma.

En un principio el enfermo tiene disminuida la memoria de retención y de los sucesos recientes y también la capacidad de aprendizaje y a medida que evoluciona la enfermedad incluso llega a perder sus recuerdos más antiguos.

En las fases intermedias aumentan los problemas para llevar a cabo las actividades de la vida diaria con normalidad como coger el transporte para desplazarse, administrar y utilizar el dinero, vestirse, mantener la higiene, alimentarse, controlar los esfínteres, etc., con una desorientación espacial y en el tiempo cada vez más pronunciada, incluso deja de reconocer a sus familiares y llega a olvidar el nombre de las cosas.

Aparecen trastornos del equilibrio y de la marcha y desorientación (no distinguen el día de la noche o la mañana de la tarde), hasta que el enfermo llega a perderse incluso en el interior del propio domicilio.

Ya en los estadios más avanzados el enfermo olvida el acto de hablar y de alimentarse.

Signos de alerta sobre la enfermedad de Alzheimer
(deben ser evaluados por un médico o equipo especialista)

- Hacer la misma pregunta una y otra vez.
- Repetir la misma historia, palabra por palabra.
- Olvidarse de cómo cocinar, hacer preparaciones en la casa, jugar a las cartas o cualquier activada que antes hacia regularmente sin problemas.
- Perder el hábito de pagar las cuentas.
- Perderse en lugares conocidos dentro de casa.
- Descuidar la higiene personal, hacer servir la misma ropa o insistir en que se ha bañado y se ha cambiado de ropa.
- Depender de otra persona, como el cónyuge, al decidir o responder preguntas.

¿Cómo debe ser la dieta del enfermo de Alzheimer?

En enfermo a causa de los trastornos emocionales suele sufrir anorexia, que repercute en la pérdida involuntaria de peso y de masa muscular.

En fases intermedias se produce una etapa de agitación que en función de su intensidad requerirá un aporte extra de energía de hasta 600 kcal diarias.

Ya en las fases más avanzadas el enfermo pierde toda su autonomía y requiere necesariamente asistencia para el acto de alimentarse, llega incluso a no reconocer la comida, no sabe masticar ni tragar (esto provoca riesgo de pérdida de comida fuera de la boca, de atragantamiento y de aspiración) y requiere alimentación artificial.

Una alimentación suficiente en energía y en nutrientes mejorará la calidad de vida del anciano. Si no se consigue, el enfermo deberá tomar suplementos nutricionales para completar la dieta o incluso, será necesaria la nutrición enteral.

Recomendaciones prácticas para facilitar la alimentación al enfermo de Alzheimer.

- Procurar no incapacitar al enfermo en todos los aspectos relacionados con la alimentación (comprar, poner la mesa, cocinar), aunque no pueda prepararse todas las comidas seguro que puede participar en alguno de los procesos (por ejemplo, dejar las instrucciones de las comidas por escrito para que lo haga solo).
- Hay que favorecer todo lo posible que coma y beba solo, facilitándole los utensilios y manteniendo sus hábitos.
- Crear rutinas alimentarias para maximizar su participación y orientación, por ejemplo fijar horarios y un espacio para comer.
- Ofrecer alimentos que sean fáciles de preparar, de llevar a la boca, de masticar y de tragar (blandos, en pequeñas cantidades, cortados en trocitos o picados). Se aconsejan los alimentos que se puedan comer con las manos (croquetas, empanadillas, albóndigas, etc.).
- Elaborar purés y cremas con Turmix, procurando que no queden grumos, partes sin triturar, espinas o pequeños huesos que podrían producir ahogo y atragantamiento. Se puede utilizar el biberón para facilitar la ingesta.
- Se pueden ofrecer triturados comerciales con textura modificada, son muy higiénicos y de fácil preparación.
- Adaptar la consistencia de los alimentos a las posibilidades de masticación.
- Se aconseja beber agua fría o bebidas con gas antes y durante la comida (espesar el líquido si es necesario) para activar el reflejo de deglución.
- Inclinar la cabeza del enfermo hacia abajo en el momento de tragar ya que facilita la elevación laríngea.
- Es aconsejable realizar los movimientos de apertura de boca y masticación para que el enfermo los imite.
- Si acumula comida en la boca, ofrecer alimentos jugosos de consistencia gelatinosa.
- Adaptar las instalaciones del enfermo para que sean más seguras (productos tóxicos, gas, electricidad,...).

- Mantener una extremada higiene bucal y vigilar el estado de las encías. Las lesiones en la boca provocadas por úlceras, enfermedades de las encías, prótesis en mal estado, etc. pueden provocar que el enfermo se niegue a comer.

X.
INTERACCIÓN MEDICAMENTOS-ALIMENTOS

La gran mayoría de ancianos toman varios medicamentos simultáneamente, siendo los grupos farmacológicos más utilizados los correspondientes al tratamiento de los trastornos del aparato cardiovascular, sistema nervioso central y aparato digestivo y metabolismo.

El efecto terapéutico de los fármacos se puede ver modificado como consecuencia de alteraciones en sus mecanismos de absorción, distribución, metabolismo y excreción. Las variaciones en su biodisponibilidad (un aumento, una disminución o un retraso en el tiempo que se tarda en alcanzar una concentración adecuada del principio activo en sangre) pueden tener repercusiones clínicas importantes.

La interacción medicamento-alimento puede ser debida a factores inespecíficos, resultantes de la presencia de los alimentos en el tracto gastrointestinal o de una determinada proporción de componentes de la dieta o bien por algún componente natural o adicionado (aditivos o contaminantes) o de suplementos de vitaminas o minerales.

A continuación aparece una tabla resumen con las *interacciones farmacológicas clínicamente significativas de los medicamentos con la alimentación:*

	Fármaco	**Interacción**	**Resultado**	**Recomendación**
Antibióticos	Azitromicina	Disminución biodisponibilidad	Fracaso terapéutico	Tomar el medicamento en ayunas
	Penicilamina	Disminuye la absorción	Fracaso terapéutico	Tomar en ayunas
	Ampicilina	Disminución biodisponibilidad	Menor efecto terapéutico	Administrar 1h antes o 2h después de los alimentos
	Cefuroxima	Aumento de la absorción	Mayor efecto terapéutico	Administrar con la dieta
	Estearato de Eritromicina	Disminuye la absorción	Disminución de la actividad	Evaluar el efecto de la dieta según derivado
	Otros esteres eritromicina	Aumento de la absorción	Mayor efecto terapéutico	
Antifúngicos	Itraconazol	Aumenta la biodisponibilidad	Posible fracaso terapéutico	Administrar con comidas
Antivirales	Indinavir Didanosina	Disminución biodisponibilidad	Fracaso terapéutico	Tomar con el estómago vacío, 1 h antes o 2 h después de la comida
	Saquinavir	Aumenta la biodisponibilidad	Aumento de actividad terapéutica	Tomar en menos de dos horas después de comer
	Zalcitabina	Disminución biodisponibilidad	Fracaso terapéutico	Administrar en ayunas
	Nelfinavir	Aumenta la biodisponibilidad	Aumento de actividad terapéutica	Administración conjunta

Inmunosupresores	Ciclosporina (Neoral®)	Aumento de los niveles plasmáticos	Posible toxicidad	Dosis más bajas pueden ser eficaces
	Alendronato (Fosamax®)	Disminuye la biodisponibilidad	Fracaso terapéutico	Tomar 30 min antes de la primera comida en posición erecta
Analgésicos	A.A.S Salicilatos	Retraso de absorción	Retraso del efecto	Administrar sin alimentos si es necesaria analgesia alta
	Morfina	Aumento de biodisponibilidad	Aumento del efecto	Conveniente cuando se requiera efecto mayor
	Paracetamol	Disminución biodisponibilidad	Efecto más lento	En ayunas si necesitamos efecto rápido
Antineoplásicos	Metotrexato	Disminución de biodisponibilidad en niños y ancianos	Fracaso terapéutico	Administración en ayunas
	Melfalán	Disminución de la biodisponibilidad	Disminución de la actividad	Administración en ayunas o fuera de las comidas
	Mercaptopurina	Disminución y enlentecimiento de la absorción	Fracaso terapéutico	Administración en ayunas
Antiinflamatorios (no esteroideos)	Diclofenaco Ibupofreno ...	Los alimentos disminuyen el daño GI	Mejora del tratamiento	Tomar junto con alimentos

Diuréticos	Furosemida	Disminución de la biodisponibilidad	Fracaso terapéutico	Tomar sin medicamentos siguiendo pauta
Psicolépticos	Benzodiacepinas	Disminución y enlentecimiento de la absorción	Disminución y retraso de los efectos	Separar administración de las comidas
Antihistamínicos	Astemizol	Disminución de la biodisponibilidad	Disminución de la actividad	Administración en ayunas
Antituberculosos	Isoniazida	Disminución de la absorción	Fracaso terapéutico	Administración en ayunas
	Rifampicina	Disminución y enlentecimiento de la absorción	Disminución de la actividad	Administración en ayunas
Anticoagulantes	Dicumarol	Aumento de la absorción	Sobredisificación	No, excepto en tratamientos difíciles de controlar

Interacciones fármaco – nutriente (Extraída de Interacciones Fármaco-Alimentos. J.B. Montoro; A. Salgado. Rubes Editorial. 1999)

A continuación aparece una tabla resumen con las *interacciones farmacológicas clínicamente significativas de los medicamentos con nutrientes específicos:*

	Fármaco	**Nutriente**	**Interacción**	**Resultado**	**Recomendación**
Antiácidos	Hidróxido de aluminio	Citratos Vitamina C	Aumento de la absorción	Toxicidad	Evitar adm. conjunta o espaciarlas 2 o 3 horas
Anticoagulantes	Warfarina	Vitamina C	Reducción del efecto anticoagulante	Fracaso terapéutico	Poco importante sólo en pacientes resistentes al tratamiento

	Warfarina Dicumarol	Vitamina E	Se potencia el efecto anti-coagulante	Sobredosificación	Monitorización del paciente
	Warfarina Dicumarol Acenocumarol	Vitamina K	Disminución o eliminación del efecto anticoagulante	Fracaso terapéutico	Estudio de la dieta evitando que esta contenga vitamina K
Analgésicos	Paracetamol	Hidratos de carbono	Retraso de absorción	Retraso del efecto	Evitar dieta con alto contenido de hidrato de carbono o pectinas
Antituberculosos	Isoniazida	Tiramina	Aumento de reacciones adversas	Aumento de reacciones adversas	Evitar dietas ricas en tiramina
Antiepilépticos	Fenitoína	Dietas ricas en hidratos de carbono	Aumento de la absorción	Sobredosis y/o toxicidad	Control con este tipo de dietas
		Acido fólico	Aumento del metabolismo	Disminución de concentración plasmática	No administrar dietas con alto contenido de ácido fólico
		Piridoxina	Aumento del metabolismo	Disminución de concentración plasmática	No administrar dietas con alto contenido de Piridoxina
Antivirales	Indinavir	Dietas ricas en grasa	Disminución biodisponibilidad	Fracaso terapéutico	Evitar dietas ricas en grasas
Antidiabéticos	Glibencamida	Glucomanano	Disminución de biodisponibilidad	Disminución de actividad	Evitar dietas ricas en fibra

Antibióticos	Tetraciclinas	Derivados lácteos	Formación de quelatos	Fracaso terapéutico	No administrar conjuntamente o distanciar la administración
		Dietas ricas en proteínas	Fluctuaciones de concentración	Descontrol	Fijar las proteínas diarias y seguir pauta de dosificación
	ADT	Dieta rica en fibra	Disminución de biodisponibilidad	Disminución de actividad	Evitar dietas ricas en fibra
	IMAO inesp.	Dieta rica en tiramina	Aparicion de ef. adversos	Crisis hipertensivas	Evitar este componente en la dieta
	IMAO espec.	Dieta rica en tiramina	Aparicion de ef. adversos menos graves	Crisis menos frecuentes	No tomar en exceso este componente de la dieta

Interacciones fármaco – nutriente (Extraída de Interacciones Fármaco-Alimentos. J.B. Montoro; A. Salgado. Rubes Editorial. 1999)

Las personas que consumen alcohol pueden alterar (inhibiendo o induciendo) ciertos medicamentos, en especial aquellos que actúan sobre el sistema nervioso central (psicofármacos, analgésicos, anticoagulantes, antihipertensivos, antihistamínicos, antigripales,...).

Consejos en el consumo de medicamentos:

- Comprobar que el nombre y la dosis del fármaco coinciden con el prescrito por el médico.
- Leer bien las instrucciones y mirar la fecha de caducidad.
- Cerrar bien el bote del medicamento después de la toma.
- Conservar el fármaco dentro de su envase original, protegido del calor, la humedad y la luz directa (colocar en un lugar fresco y seco).
- No modificar nunca las dosis sin consejo médico.

XI.
ENFERMEDADES TRANSMITIDAS POR LOS ALIMENTOS

Las enfermedades transmitidas por los alimentos son síndromes adquiridos por el consumo de alimentos que contienen sustancias tóxicas o microorganismos patógenos (que dañan nuestra salud).

Hablamos de infección alimentaria al trastorno cuando el agente causal es un microorganismo patógeno (ejemplo: salmonelosis, hepatitis viral tipo A y toxoplasmosis), de toxiinfección alimentaria cuando el agente causal es un microorganismo y sus toxinas (ejemplo: cólera), de infestación cuando el agente causal es un parásito (ejemplo: tenias) y de intoxicación cuando el agente causal es una toxina formada en tejidos de plantas o animales, o de productos metabólicos de microorganismos en los alimentos, o por sustancias químicas que se incorporan a ellos de modo accidental, incidental o intencional desde su producción hasta su consumo (ejemplos: botulismo, intoxicación estafilocócica o por toxinas producidas por hongos).

Aunque cualquiera puede sufrir una enfermedad transmitida por los alimentos, las personas que corren un riesgo especialmente elevado de contraerlas son los lactantes y niños pequeños (su sistema inmunitario todavía no está plenamente desarrollado), las embarazadas (los cambios hormonales propios del embarazo disminuyen el sistema inmunitario de la madre y la hacen vulnerable), los enfermos inmunodeprimidos (los sometidos a tratamientos antineoplásicos, trasplantados o con enfermedades crónicas como la infección por VIH/SIDA tienen un sistema inmunitario debilitado), los viajeros y los ancianos (son más vulnerables porque sus defensas naturales están disminuidas por el efecto de la edad, además al tener disminuida su visión pierden la capacidad para determinar si los alimentos están o no bien cocinados o si las superficies de la cocina están desinfectadas).

CONTAMINACIÓN DE LOS ALIMENTOS

Un alimento contaminado es el que contiene microorganismos vivos con riesgos para la salud, sustancias químicas, minerales u orgánicas extrañas a su composición normal, sean o no tóxicas o repulsivas o bien si contiene tóxicos naturales en concentraciones mayores a las permitidas.

Contaminación de tipo químico.
• Contaminación por productos que se usan para evitar plagas en vegetales como los pesticidas. • Hormonas que se usan para acelerar el crecimiento de animales. • Tratamientos que reciben los animales (como antibióticos) y que se acumulan en su organismo. • Contaminación con productos químicos que se utilizan en la limpieza de las herramientas, el suelo, etc. • Contaminantes ambientales como el plomo, el cadmio, el mercurio o restos de tratamientos fitosanitarios en las aguas. • Por productos que el alimento contiene de forma natural llamados tóxicos naturales como el cianuro en almendras frescas o inmaduras, las solaninas presentes en las patatas verdes y otros tóxicos presentes en las bayas, algunas setas y los moluscos.
Contaminación de tipo físico.
Estas tienen como denominador común el agregado de elementos extraños al alimento en cualquiera de sus etapas y que se mezclan con estas como trozos de vidrio, trozos de metal, etc.
Contaminación de tipo biológico.
Cuando hay actividad de microorganismos: hongos, levaduras, bacterias y virus.

Los ancianos en muchas ocasiones hacen una incorrecta manipulación de alimentos aumentando el riesgo de contaminación biológica.

Entre las principales *enfermedades de transmisión alimentaria* se encuentran las siguientes:

Salmonelosis

Las salmonelas causan el 70% de los casos registrados de intoxicación alimentaria, con unos 20-40 casos que acaban con la muerte del paciente todos los años, generalmente bebés, personas enfermas o ancianos.

- Periodo de incubación: 6-72 horas.
- Duración de incubación: 1-7 días.
- Síntomas: diarrea, dolor de cabeza, fiebre y dolor abdominal.

Las salmonelas se encuentran en el intestino del hombre y de los animales, en la superficie de los huevos y también en la piel y las patas de ratas, ratones y moscas. Estas pueden llegar al área de manipulación de alimentos en la superficie de alimentos crudos como la carne picada, la carne de pollo, los embutidos, el pescado, el marisco, la cáscara de los huevos, los platos preparados, los pasteles, etc. y las aguas contaminadas.

Este microorganismo se destruye fácilmente a través del calor (muere a los 75° C) y la mayoría de los casos de intoxicación se producen por ingerir alimentos no cocinados, como la leche no tratada, ingerir alimentos insuficientemente cocinados o parcialmente descongelados y la contaminación cruzada.

Hay que tener especial cuidado con las carnes de ave, pues se estima que aproximadamente un 80% de estas están contaminadas con salmonela.

Para prevenir la salmonelosis se aconseja una estricta higiene personal, evitar la contaminación fecal, el uso de agua potable, evitar el acceso de pájaros, insectos y animales domésticos a las áreas de manipulación de alimentos, una correcta limpieza de utensilios, equipos y manos, evitar el contacto de alimentos crudos y cocinados (contaminación cruzada), usar temperaturas de cocción suficientemente altas (en especial en carnes y huevos) y no consumir alimentos crudos como la leche fresca.

Gastroenteritis por clostridium perfringers

El clostridium perfringers es el responsable cada año de alrededor del 20% de todos los casos registrados de intoxicaciones de alimentos.

- Periodo de incubación: 8-12 horas.
- Duración de la enfermedad: 6-24 horas.
- Síntomas: dolor abdominal y diarrea (el vómito es poco habitual).

Este microorganismo crece mejor en ausencia de oxígeno y se encuentra habitualmente en botes en conserva, en el fondo de estofados o en el centro de grandes masas de alimentos, especialmente carnes (sobre todo las de ave).

También se halla en el intestino de los animales y del hombre y las moscas y las moscardas suelen estar intensamente infectadas.

Lo encontramos en la carne cruda, carne y pollo cocido, charcutería en malas condiciones y la carne recalentada insuficientemente. Se destruye a temperaturas superiores a los 65 °C.

Para una buena prevención es recomendable separar los alimentos cocinados de los crudos, no utilizar los mismos cuchillos para carnes crudas y vegetales, una estricta higiene personal, de utensilios y maquinaria, separar la carne cocida de su líquido de cocción y enfriar rápidamente y no recalentar los alimentos, a no ser que se haga a temperaturas de 100 °C y se sirva inmediatamente.

Gastroenteritis por Estaphylococcus Aereus

El estaphylococcus aereus es responsable de alrededor del 4% de los casos registrados anualmente de intoxicación alimentaria.

- Periodo de incubación: 2-6 horas.
- Duración de la enfermedad: 6-24 horas.
- Síntomas: vómitos, náuseas, diarrea y dolores abdominales sin fiebre.

Se encuentra en la nariz y en la piel de las manos de las personas sanas (está presente en los cortes, arañazos, granos, etc.).

No se elimina de las manos al lavarlas y cuando se multiplica en los alimentos produce una toxina que es responsable de la enfermedad.

El microorganismo se destruye mediante el hervido durante un mínimo de 30 minutos.

El manipulador transmite el estaphylococcus cuando estornuda o tose sobre los alimentos o cuando tiene heridas, granos, etc. y no los cubre con vendajes limpios.

Para prevenir la contaminación se debe mantener una estricta higiene personal, manipular los alimentos vulnerables con guantes de un solo uso y pinzas ya que lavándonos las manos no lo podemos eliminar, mantener los alimentos tan fríos como sea posible para reducir la velocidad de multiplicación de las bacterias (refrigeración) y no usar los dedos para probar los alimentos durante la elaboración y desinfectar siempre los cubiertos que se utilizan para probar los alimentos después de su uso.

Botulismo

Es una grave enfermedad causada por una neurotoxina del bacilo clostridium botulinum que afecta al sistema nervioso con un alto porcentaje de muerte, del 20 al 30%.

El enfermo puede llegar al coma y muerte por parálisis de los músculos respiratorios.

- Periodo de incubación: 18-36 horas.
- Duración de la enfermedad: 1-2 días.

- Síntomas: problemas de visión, problemas para hablar y tragar, lengua y laringe seca y debilidad progresiva.

La convalecencia es larga, de alrededor de 6 a 8 meses. Se puede administrar una antitoxina aunque la recuperación puede tardar incluso años.

El principal vehículo de contaminación es el manipulador contaminado, las cremas, los flanes, la mayonesa, la bechamel, los alimentos con salsas, los embutidos, etc.

Es imprescindible una estricta higiene personal, conservar los alimentos a 4 °C, evitar el contacto manual con los alimentos, cocinar a temperaturas superiores a los 85 °C y hervir las sobras.

Triquinosis

La triquina es un parásito llamado trichinella spiralis que crece en el tubo digestivo de ciertos animales como el cerdo, el ciervo y el jabalí.

Entre los síntomas de la enfermedad se encuentran las alteraciones intestinales con dolores, diarrea o estreñimiento, edema en los párpados, dolor muscular, postración, fiebre, sudoración y el insomnio.

Puede llegar a provocar complicaciones graves como la pulmonía, la encefalitis o la parada cardíaca causando la muerte.

Una buena prevención requiere no consumir carne de cerdo, ciervo o jabalí de procedencia dudosa, no comer ninguna de estas carnes poco cocinadas (utilizar tratamientos térmicos por encima de los 60 °C al centro de la pieza de carne destruye las larvas).

Anisakidosis

Es una enfermedad producida por el consumo de pescado crudo o poco cocinado que contiene larvas vivas de parásitos de anisakidae.

Estas larvas se localizan en el tracto digestivo, la cavidad perioneal, las vísceras y la musculatura enquistadas en forma de espiral.

Sus síntomas presentan dolor abdominal, vómitos y náuseas.

Se recomienda que los productos de pesca se congelen a una temperatura igual o inferior a -20 °C en la totalidad del producto durante al menos 24 horas y cocinar bien el pescado a temperaturas de 60 °C o más durante 10 minutos (cocción, horno, frito).

CONSEJOS PARA PREVENIR INTOXICACIONES ALIMENTARIAS

Grupo de los lácteos:

- Mantener el yogur, leche, queso fresco, postres lácteos y mantequilla refrigerados en la nevera.
- La leche una vez abierta se debe guardar siempre en la nevera.
- Consumir los productos lácteos pasteurizados y uperizados.
- No consumirlos si están caducados.

Grupo de los pescados y mariscos:

- No comprarlos nunca en establecimientos no autorizados.
- Comprarlos siempre almacenados en frío.
- El lugar donde se exponen debe estar limpio, sin olores ni basuras acumuladas.
- Observar que los pescados tengan las escamas firmes, los ojos brillantes y las agallas rojas.
- Los mariscos frescos deben estar vivos.
- Evitar el consumo de pescados y mariscos crudos.

Grupo de las carnes, aves y huevos:

- Las carnes frescas deben tener buen color y olor.
- Consumir las carnes cocidas, las crudas tienen más riesgo de causar intoxicación.
- Mantener las carnes y los huevos refrigerados en la nevera.
- Comprar los huevos limpios y sin trizaduras, refrigerarlos después de su compra, vigilar que la yema y la clara quedan bien cocidas al cocinarlas. Cuidado con la mayonesa casera, hay que refrigerarla después de su preparación.

Grupo de verduras y frutas:

- Lavarlas bien con agua potable antes de su consumo.
- Eliminar las hojas exteriores de las verduras y lavar el resto de ellas una por una.
- Si se usan cáscaras de cítricos en las preparaciones, frotarlas bien.
- Almacenarlas en un lugar fresco, seco y bien ventilado.

Tiempo de conservación de los alimentos en la nevera:

- 1 día: pescado fresco y carne picada.
- De 2 a 3 días: carne cocinada y cruda, y pescado cocinado.
- De 3 a 4 días: leche pasteurizada o leche esterilizada una vez abierta, verduras cocinadas y postres caseros.
- De 4 a 5 días: verduras crudas y conservas abiertas.

- Hasta 5 días: platos cocinados.
- De 2 a 3 semanas: huevos.

Consejos de manipulación de alimentos para prevenir enfermedades transmitidas por los alimentos

- Las latas de conservas no deben estar abolladas, hinchadas ni oxidadas.
- Leer los etiquetados de los alimentos envasados para visualizar la fecha de caducidad.
- Al ordenar los alimentos en la nevera, colocar los crudos debajo de los cocinados para evitar la contaminación crudo a cocido, utilizar recipientes o envases con tapa para protegerlos y mantener limpio y seco el lugar donde se guardan.
- Congelar los alimentos frescos y en condiciones higiénicas, no congelar alimentos que ya han sido descongelados y usar materiales adecuados para congelar como los laminados de plástico.
- Descongelar en el refrigerador a 4 °C o menos, no dejarlo fuera de la nevera a temperatura ambiente.
- Almacenar los productos de limpieza separados de los alimentos para impedir el contacto y para guardarlos emplear solo envases elaborados para este fin (mantener los productos químicos en su envase original).
- En la preparación de alimentos debemos asegurarnos que todos los recipientes y utensilios (cuchillos, tenedores, cucharas, tablas de cortar, etc.) estén limpios y desinfectados, evitar el contacto de alimentos crudos con los cocidos (contaminación cruzada) y cocinar los alimentos suficiente.
- Las comidas preparadas se deben enfriar rápidamente y colocar en la nevera (no dejarlas a temperatura ambiente más de 2 horas).
- Al recalentar la comida preparada hay que asegurarse que hierva mínimo 3 minutos.
- Lavarse las manos después de manipular basuras y desperdicios.

XII. DIETAS TERAPÉUTICAS. LA DIETA BASAL GERIÁTRICA

Se emplean como único tratamiento o como tratamiento combinado con otras medidas terapéuticas de determinadas enfermedades y sirven para curarlas o bien para compensarlas.

Son dietas progresivas que se adaptan a las diferentes etapas de la enfermedad: dieta absoluta, líquida, semilíquida, blanda, de fácil digestión y basal.

Dieta absoluta

El enfermo no debe o no puede ingerir ningún alimento por la boca como por ejemplo en casos de coma profundo, anorexia grave, posoperatorios o fístulas esófago-traqueal.

Dieta líquida

Los alimentos que la componen son de naturaleza líquida, de modo que puedan ser bebidos o ingeridos a través de una caña: agua, caldos de carne o vegetales, zumo de fruta sin grumos, infusiones, leche y preparados comerciales líquidos de nutrición enteral.

También pueden obtenerse alimentos líquidos añadiendo agua o caldo a harinas dextrinomalteadas o alimentos infantiles homogeneizados o preparados comerciales de proteína en polvo.

Cada enfermedad puede tener una dieta líquida específica. La dieta líquida en la que se permite únicamente la ingesta de agua se llama *dieta hídrica*.

Está indicada en posoperatorios, inmovilización del maxilar inferior por fractura, en caso de anorexias graves y en la ingesta inicial tras varios días de ayuno.

Ejemplo de dieta líquida:

Desayuno
200 cc de leche + 2 cucharadas soperas de papilla 5 cereales + azúcar
Media mañana
200 cc de leche + 2 cucharadas soperas de papilla 5 cereales + azúcar
Almuerzo
400 cc de caldo + 1 cucharada de aceite de oliva + 4 cucharas soperas de papilla 5 cereales + 2 potitos homogeneizados de carne o pescado. 200 cc de leche + zumo + azúcar
Merienda
200 cc de leche + 2 cucharadas soperas de papilla 5 cereales + azúcar
Cena
400 cc de caldo + 1 cucharada de aceite de oliva + 4 cucharas soperas de papilla 5 cereales + 2 potitos homogeneizados de carne o pescado 200 cc de leche + zumo + azúcar
Tentempié antes de dormir
200 cc de leche + 2 cucharadas soperas de papilla 5 cereales + azúcar

Dieta semilíquida

Se permiten alimentos líquidos y otros de naturaleza bastante fluida como el yogur, natillas, flanes, purés de patata o de sémolas, huevos pasados por agua y la manzana cocida.

La dieta triturada es aquella dieta que incluye los alimentos en forma de puré para minimizar el esfuerzo a realizar para su ingesta. Esta dieta está indicada en pacientes sin piezas dentales o con problemas de masticación.

Se utilizan distintos *niveles de consistencia* de los triturados y purés ajustados a cada persona. Entre las más habituales se encuentran:

- Textura tipo néctar o de consistencia clara, bastante más líquida que la de un puré normal.
- Textura tipo miel, de consistencia más espesa que el nivel anterior.
- Textura tipo pudding, de consistencia aún más espesa que el nivel anterior. Se utilizan en los casos de disfagia de líquidos, situaciones en las que se controla peor la dirección de los alimentos al no formarse un bolo alimenticio como tal.

¿Cómo preparar los purés?

Hay que tener en cuenta que no todos los alimentos son adecuados para la preparación de purés ya que pueden ocasionar problemas o disminuir la calidad final de esta.

Los alimentos utilizados no deben aportar demasiado sabor, olor o color ya que puede empeorar el aspecto de la preparación o generar aromas muy penetrantes y sabores desagradables que lleven al rechazo del anciano enfermo. Por esta misma razón se debe moderar el uso de especias y condimentos.

Siempre que se utilicen como ingredientes frutas, verduras u hortalizas (se oxidan con facilidad) debemos añadir zumo de limón o vinagre (son ácidos que disminuyen el pH y mantienen la coloración evitando que se oscurezcan).

Las verduras deben ser poco fibrosas para que no dejen hebras en el puré, por lo tanto hay que evitar las alcachofas o las borrajas. También hay que tener cuidado con las cantidades de las verduras del grupo de las coles ya que tienen un aroma y un sabor demasiado pronunciados.

Las frutas se pueden triturar frescas, asadas, en compota o el almíbar.

Las carnes más aptas para los purés son las poco fibrosas, en especial la de pollo y también la de ternera. Se deben utilizar técnicas culinarias como el asado o en salsa y evitar la plancha, la parrilla o la fritura, limpiar bien las carnes, retirar la grasa visible, la piel, el tejido conjuntivo y los huesos para que la preparación sea apetecible y de buena calidad.

El jamón serrano y los embutidos son poco triturables.

El aderezo más adecuado es el clavo y se puede dar sabor con un poco de vino.

Cuando el componente proteico del puré es el pescado se deben retirar las espinas. Los pescados blancos se toleran mejor que los azules, que tienen un sabor y un aroma mucho más intenso.

El aderezo más adecuado es la hierbabuena y se puede dar sabor con un poco de vino.

Cuando se hacen purés de legumbres hay que suavizarlos añadiendo verduras y paciendo un correcto tamizado para que no queden grumos.

Los platos calientes a base de pasta suelen presentar problemas.

Deben prepararse con muy poca cantidad de pasta, que quede un triturado muy fino, y realizado lo más cercano posible a la hora de la comida, ya que la pasta espesa con el tiempo y con el calor de la mesa caliente y puede llegar a resultar incomible por su grado de apelmazamiento.

Siempre hay que procurar que en un mismo menú se presenten dos triturados lo más diferentes que se pueda, de diferente textura (a base de patata o a base de bechamel), sabor y color, incluso con adicción de colorantes (blanco: ajo blanco o vichisoise, morado: crema de remolacha o lombarda, verde: crema de espinacas o acelgas, rojo: crema de tomate, gazpacho y amarillo: sopa de cocido triturada).

La dieta triturada en la que se eliminan los líquidos se llama dieta pastosa. Esta dieta está indicada en caso de enfermos neurológicos (accidentes vasculares cerebrales) que sufren alteración parcial de la deglución y que si ingieren líquidos pueden pasar a su vía respiratoria y provocar broncoaspiraciones.

A estos pacientes se les debe aportar el agua pastosa elaborada con gelatina (debe hervirse primero) o a través de preparados farmacéuticos que espesan el agua fría (dextrinomaltosas difícilmente absorbibles).

Dieta blanda

Incluye alimentos de fácil digestión (deben estimular poco el aparato digestivo) con textura suave y blanda como la leche desnatada, yogur, sémolas, patatas, arroz perlado, pastas alimenticias, pan de molde, carnes magras como el pollo y pescados blancos hervidos con agua o caldos suaves, jamón cocido, huevo pasado por agua, tortilla francesa, manzana hervida, purés de verduras, aceite de oliva, mantequilla, margarina, infusiones suaves y galletas tipo María.

Están contraindicados los vegetales crudos, los cereales completos, los fritos, los rebozados, los empanados, los guisos y las grasas en general (embutidos, carnes grasas, etc.).

Existen *variedades de dietas blandas* según las situaciones:

- Posoperatorio extradigestivo.
- Biliar.
- Úlcera gástrica.
- Astringente.
- Masticación fácil o protección dental (indicada en personas con problemas de la masticación, solo se permiten alimentos que exijan una mínima trituración dentaria como la carne en forma de albóndigas, croquetas, hamburguesas o canelones. Es la única dieta blanda en la que se pueden incluir guisos, helados, fritos, etc.).

Ejemplo de dieta de masticación fácil o protección dental:

Desayuno
5 galletas María mojadas en 200 cc de leche
200 cc de zumo de frutas natural
Media mañana
Plátano chafado
Almuerzo
Puré de legumbres, arroz, tomate y zanahoria
Pudín de pescado o croquetas de bacalao
Yogur natural
Pan de molde de acompañamiento
Merienda
Pan de molde
Queso tierno
Cena
Gazpacho casero
Albóndigas con espaguetis
Turmix de frutas
Pan de molde de acompañamiento

Alimentación básica adaptada

Existe en el mercado una amplia gama de productos presentados en forma de purés o liofilizados que se deben reconstituir con agua, caldo, leche o aceite y postres con texturas y composición especiales adaptados a enfermos con problemas de deglución o de masticación.

Estos platos son de fácil preparación, homogéneos, son más seguros desde el punto de vista microbiológico que los tradicionales, cubren los nutrientes necesarios para la población a la que están dirigidos, hay una amplia variedad de sabores y aromas, tienen buena aceptación, se adaptan a necesidades específicas (sin gluten, sin lactosa, hipercalóricos, con bajo contenido en sodio y colesterol, para diabéticos,...) y algunos pueden ser financiados por la Seguridad Social.

Los enriquecedores de la dieta son módulos de nutrientes o alimentos que, al ser añadidos a los alimentos de preparación casera, mejoran sus características nutricionales (mezclas de aminoácidos, compuestos de hidratos de carbono o lípidos y complejos multivitamínicos).

Los modificadores de la textura se utilizan en casos de disfagia. Entre los más utilizados para hidratar y nutrir a los enfermos se encuentran los espesantes formados por almidones o dextrinomaltosas, el agua gelificada (bebida saborizada en textura gel) y la bebida espesada, comercializada lista para consumir.

A continuación aparecen productos comerciales distribuidos por diferentes laboratorios especialistas en *alimentación básica adaptada:*

Casa comercial: NOVARTIS.

Dietas trituradas de alto valor nutricional:

RESOURCE ® Cereal Instant.

Papillas de cereales enriquecidas en vitaminas y minerales, adaptadas a las necesidades nutricionales de los adultos.

RESOURCE ® Puré con aceite de oliva.

Menú triturado listo para su uso, a base de carnes, aves, pescados y huevos con verduras y hortalizas y cereales adaptado a las necesidades nutricionales de los adultos.

RESOURCE ® Puré Instant.

Menú triturado de alto valor nutricional en polvo y de preparación instantánea adaptado a las necesidades nutricionales de los adultos.

RESOURCE ® Vitacrem Instant.

Crema de vegetales de preparación instantánea enriquecida en vitaminas y minerales.

RESOURCE ® Puré de Frutas.

Puré de frutas de textura modificada sin azúcar añadido.

RESOURCE ® Puré de Frutas Ciruela.

Puré de frutas de textura modificada sin azúcar añadido. Rico en fibra y sorbitol.

RESOURCE ® Flan de frutas.

Postre de frutas textura flan, sin azúcar añadido. Con fructosa.

RESOURCE ® Mousse Instant.

Mousse de preparación instantánea enriquecida en vitaminas y minerales, sin azúcar añadido. Con edulcorantes y fructosa.

Enriquecedores de la dieta:

RESOURCE ® Arginaid.

Módulo de arginina en polvo.

RESOURCE ® Glutamina.

Módulo de glutamina en polvo.

RESOURCE ® Complex.
Módulo de vitaminas, minerales y oligoelementos en polvo.
RESOURCE ® Dextrine Maltose.
Módulo de hidratos de carbono en polvo para enriquecer la dieta en energía.
RESOURCE ® MCT Aceite.
Módulo lipídico a base de triglicéridos de cadena media.
RESOURCE ® Protein Instant.
Módulo de proteínas de leche en polvo para enriquecer la dieta.
RESOURCE ® Sinlac Instant.
Preparado lácteo sin lactosa, rico en proteínas, vitaminas y minerales.
Modificaciones de la textura:
RESOURCE ® Espesante.
Espesante instantáneo para líquidos y purés.
RESOURCE ® Agua gelificada.
Bebida saborizada en textura gel.
RESOURCE ® Bebida espesada.
Bebida energética textura miel.
RESOURCE ® Gelificante.
Gelificante en polvo saborizado sin azúcares añadidos.

Casa comercial: VEGENAT.
Dietas trituradas de alto valor nutricional:

VEGENAT 3 Cremas (de calabaza, de espárragos, de pollo, de verduras, de calabacín, de zanahoria, de puerro, de espinacas, de champiñones, marinera).

VEGENAT-3 Plus purés (de pavo con champiñones, de merluza, de guisantes con jamón, de patata con verduras, de patata con zanahoria, de pollo, de huevos con verduras, de lentejas, de garbanzos, de ternera, de jamón).

VEGENAT-3 Plus purés de frutas (de manzana, de frutas-manzana, de frutas-pera, de frutas manzana-albaricoque).

VEGENAT-3 cereales (cremas de arroz, cereales con miel, cereales con cacao, multifrutas, crema de arroz con manzana).

Enriquecedores de la dieta:
Maltodextrina.
Proteínas.
Fibra.
Modificaciones de la textura:
Aguas Gelificadas (sabor naranja, sabor cola, sabor limón).

Casa comercial: NESTLÉ.
Dietas trituradas de alto valor nutricional:
CLINUTREN 1.5.
CLINUTREN 1.5 Fibre.
CLINUTREN 1.5 Soup.
CLINUTREN HP Energy.
CLINUTREN Repair.
CLINUTREN Diabetes.
CLINUTREN Dessert.
CLINUTREN Fruit.
Casa comercial: ABBOT.
Enriquecedores de la dieta:
Polycose ®.

Es un módulo de maltodextrina que se usa como suplemento al añadirse a aquellos productos cuando sea necesario un incremento en la ingesta calórica en determinadas condiciones médicas.

Promod ®.

Es un módulo de proteína entera que se usa como suplemento al añadirse a aquellos productos que no aporten suficientes proteínas en determinadas condiciones médicas.

Casa comercial: SHS.
Enriquecedores de la dieta:
DUOCAL.
DUOCAL LÍQUIDO.
DUOCAL MCT.
MÓDULO DE ACEITE GTE.
MÓDULO DE ACEITE GTO.
MÓDULO DE AMINOACIDOS RAMIFICADOS.
MÓDULO DE FRUCTOSA.
MAXIPRO.
MAXIJUL.
SUPRACAL.
SOLAGEN.
GENERAID.
HEPATAMINE.
DIALAMINE.
SERAVIT.

Casa comercial: GRIFOLS.

Dietas trituradas de alto valor nutricional:

Dietgrif® Pudding.

Postre hipercalórico de varios sabores enriquecido con proteínas.

Es un suplemento nutricional equilibrado enriquecido con proteínas, presentado en forma de postre, de textura y sabor muy agradables. Alternativa ideal a los suplementos líquidos.

Casa comercial: MAMÍA.

Dietas trituradas de alto valor nutricional:

Dietas en crema.

Están equilibradas nutricionalmente para personas adultas y cuentan con sabor tradicional. Son bajas en colesterol, sodio, sin conservantes ni colorantes y elaboradas con aceite de oliva.

En su amplia gama tienen pollo con patatas y verduras, ternera a la jardinera, pollo al chilindrón, paella de pescado y marisco, cocido de garbanzos con pollo y ternera, garbanzos con espinacas, merluza con gambas y arroz, crema de calabacín con merluza y gambas, bacalao con patatas y puré de verduras estilo casero.

También hay postres como la crema de manzana con cereales a la canela, la crema de manzana y plátano, melocotón al vino, natilla de melocotón, mix de frutas al biscuit y delicia de melocotón, piña y naranja.

Dieta de fácil digestión.

Incluye los alimentos con poca fibra vegetal y sin grasa: sopas, verduras hervidas con patata, carnes y pescados a la plancha, ensaladas sencillas y fruta cruda.

Dieta basal.

Se considera dieta basal cuando los pacientes comen normalmente. Se parece a la dieta de fácil digestión pero no es una dieta casera habitual.

A partir de esta se derivan todas las demás.

Plantilla orientativa para la dieta basal geriátrica

Desayuno

Lácteos + cereales (pan, biscotes, galletas) + grasas (aceite de oliva, margarina o mantequilla) + dulces (mermelada o miel) + fruta (pieza entera o zumo natural)

Se pueden añadir 10 gramos de azúcar

Almuerzo

Lunes: legumbre con guarnición de verdura + pescado magro o graso con verdura o ensalada de guarnición + fruta

Martes: verdura con guarnición de cereal (pasta o arroz) o patata + carne magra con ensalada de guarnición + lácteo

Miércoles: cereal (pasta o arroz) con guarnición de verdura + pescado magro con verdura o ensalada de guarnición + fruta

Jueves: patata + carne magra con verdura o ensalada de guarnición + fruta

Viernes: verdura con lácteo de guarnición + carne magra con verdura o ensalada de guarnición + fruta

Sábado: legumbre con guarnición de verdura + carne magra con verdura o ensalada de guarnición + fruta

Domingo: verdura con pescado magro con cereal o patata de guarnición + fruta

Merienda

Lácteos + cereales (pan, biscotes, galletas)

Se pueden añadir 10 gramos de azúcar.

Cena

Lunes: verdura + huevo con guarnición de cereal o patata + fruta

Martes: cereal (arroz o pasta) con guarnición de verdura + pescado magro con verdura o ensalada de guarnición + fruta

Miércoles: verdura con cereal o patata de guarnición + carne magra con verdura o ensalada de guarnición + fruta

Jueves: verdura + masas-fritos con verdura o ensalada de guarnición + fruta

Viernes: cereal (arroz o pasta) con verdura de guarnición + pescado magro o graso con verdura o ensalada de guarnición + fruta

Sábado: verdura con cereal o patata de guarnición + huevo con verdura o ensalada de guarnición + fruta

Domingo: patata + carne magra con verdura o ensalada de guarnición + fruta

Suplemento antes de ir a dormir

Lácteo o zumos o infusiones

Fuente: M. Muñoz, J. Aranceta, J.L. Guijarro. Libro blanco de la alimentación en mayores. Editorial Médica Panamericana.

XIII. NUTRICIÓN ARTIFICIAL

En edades avanzadas pueden existir circunstancias en las que resulta difícil recibir la alimentación requerida de manera convencional por no tener capacidad de ingerir, digerir o absorber los nutrientes y esta se debe hacer a través de otro tipo de método denominado alimentación artificial.

Hablamos de nutrición enteral cuando esta se efectúa a través del tubo digestivo y de nutrición parenteral cuando debe efectuarse por vía endovenosa.

NUTRICIÓN ENTERAL POR SONDA

La nutrición enteral es una técnica de soporte nutricional que consiste en administrar los nutrientes necesarios para la vida en el tracto gastrointestinal a través de una sonda (la administración oral de fórmulas artificiales no es nutrición enteral).

¿En qué casos está indicada la nutrición enteral?

Está indicada en todos los casos en los que el enfermo requiere soporte nutricional individualizado y no ingiere los nutrientes necesarios para cubrir sus requerimientos.

El paciente debe presentar indemnidad anatómica y funcional del aparato digestivo suficiente para poder recibir el alimento a través de la sonda, hacerlo progresar mediante la peristalsis, digerirlo y absorberlo. Esto se puede concretar en la existencia de 10 cm de yeyuno o 150 cm de ileon con funcionalidad, a ser posible con válvula ileocecal indemne, y la presencia de unos cuantos centímetros de colon.

Indicaciones:

- *Pacientes con trastornos neuromotores que impiden la deglución o el tránsito que requieren sonda:*
  - Enfermedades neurológicas que cursan con afagia o disfagia severa:
    * Esclerosis múltiple.
    * Esclerosis lateral amiotrófica.
    * Síndromes miasteniformes.
    * Síndromes de Guillain-Barré.
    * Secuelas de enfermedades infecciosas o traumáticas del SNC.
    * Retraso mental severo.
    * Procesos degenerativos severos del sistema nervioso central.
  - Accidentes cerebrovasculares.
  - Tumores cerebrales.
  - Parálisis cerebral.
  - Coma neurológico.
  - Trastornos severos de la motilidad intestinal:
    * Pseudoobstrucción intestinal.
    * Gastroparesia diabética.
- *Pacientes con alteraciones mecánicas de la deglución o el tránsito, que requieren sonda por cursar con afasia o disfagia severa:*
  - Tumores de cabeza y cuello.
  - Tumores del aparato digestivo (esófago y estómago).
  - Cirugía ORL y maxilofacial.
  - Estenosis esofágica no tumoral.
  - Alteraciones de la conciencia.

Pacientes con requerimientos especiales de energía y/o nutrientes:
  - Síndromes de malabsorción severa:
    * Síndrome del intestino corto.
    * Diarrea intratable de origen autoinmune.
    * Linfoma.
    * Esteatorrea posgastrectomía.
    * Carcicoma de páncreas.
    * Resección pancreática amplia.
    * Insuficiencia vascular mesentérica.
    * Amiloidosis.
    * Esclerodermia.
    * Enteritis eosinofílica.

- Intolerancias digestivas a grasas:
  * Enfermedad de Swachsman.
  * Linfangiectasia intestinal.
  * Deficiencia primaria de apolipopropteína B.
- Enfermedades peroxisomales hereditarias.
- Alergia o intolerancia diagnosticada a las proteínas de la leche de vaca en lactantes, hasta dos años si existe compromiso nutricional.
- Pacientes desnutridos que van a ser sometidos a cirugía mayor programada o a trasplantes.

• *Situaciones clínicas asociadas a desnutrición severa:*
  - Enfermedad inflamatoria intestinal: Colitis ulcerosa y enfermedad de Crohn.
  - Caquexia cancerosa por enteritis crónica causada por tratamiento quimioterápico y/o radioterápico.
  - Patología médica infecciosa que comporta malabsorción severa: SIDA.
  - Fibrosis quística.
  - Fístulas enterocutáneas de bajo débito.
  - Insuficiencia renal infantil que comprometa el crecimiento del paciente.

¿En qué casos está contraindicada la nutrición enteral?

• Obstrucción mecánica del intestino.
• Íleo e hipomotilidad intestinal severos.
• Enteritis aguda.
• Pancreatitis necrohemorrágica severa.
• Inestabilidad hemodinámica (estados de choque).

Alimentos especiales para nutrición enteral.

La industria farmacéutica produce una amplia gama de productos especiales para la nutrición enteral en forma de polvo o en estado líquido que aportan al enfermo las proporciones de energía y nutrientes que requiere.

En función de la *presentación de los nutrientes* las fórmulas se clasifican en:

• *Poliméricas,* cuando los macronutrientes están sin hidrolizar y precisan de una digestión química antes de ser aptas para la absorción.
• *Peptídicas,* cuando las proteínas se encuentran hidrolizadas en dipéptidos y tripéptidos, parte de los lípidos están en forma de triglicéridos de cadena media (TCM) y están exentas de lactosa (utilizando dextrinomaltosa como hidrato de carbono).
• *Monoméricas o elementales,* cuando las proteínas se encuentran en forma de aminoácidos, parte de las grasas aparecen en forma de triglicéri-

dos de cadena media (TCM) y las dextrinas están más hidrolizadas que en las fórmulas anteriores. Los macronutrientes no precisan digestión, por lo que se pueden absorber directamente.

En función de su densidad energeticoproteica *las fórmulas se clasifican en:*

- *Estándar:* 1 kcal/ml.
- *Hipercalórica:* 1,5-2 kcal/ml.
- *Hipercalórica-hiperproteica:* hipercalórica con un contenido proteico igual o superior al 18% del valor calórico total.
- *Fórmulas especiales:* fórmulas adaptadas a las necesidades específicas de algunas enfermedades, específicas para pacientes diabéticos, inmunoestimuladora (estrés o sepsis), enfermedad inflamatoria intestinal, insuficiencia respiratoria grave, nefropatías crónicas, etc...

¿Qué alimentos convencionales se pueden utilizar en dietas con sonda?

Los alimentos convencionales se utilizan poco ya que con los preparados de nutrición enteral aseguramos una nutrición más completa y evitamos el riesgo de obstrucción de las sondas de alimentación (los triturados de carne o pescado y los purés de patatas o verduras no son nada apropiados).

Se pueden utilizar los siguientes *ingredientes,* que se deberán mezclar con agua:

- Aceite de oliva o de semillas como fuente de grasas.
- Zumo de naranja natural colado y diluido como fuente de vitaminas y minerales. Generalmente se administran preparados farmacéuticos en gotas o en polvo en alguna de las tomas.
- Carnes o pescados homogeneizados y leche desnatada (no forma grumos) como fuente de proteínas. También se utilizan preparados proteicos comerciales en polvo para reconstituir con agua.
- La sacarosa se utiliza para endulzar pero hay que tener cuidado porque aumenta la osmolaridad de la suspensión que la contiene.

Se utilizan también harinas dextrinomalteadas similares a las que se utilizan en la alimentación infantil y oligosacáridos, que no espesan el medio líquido que los contiene.

Vías de acceso.

En función de la enfermedad, el estado del aparato digestivo y del tiempo estimado del sondaje se elige la vía de acceso al tubo digestivo más adecuada.

Se puede recurrir a la colocación de una sonda nasoentérica (nasogástrica, nasoduodenal, nasoyeyunal) o bien realizar una osteomía, creada endoscópica o quirúrgicamente con la intención de introducir la sonda a través de la faringe, el esófago, el estómago o el intestino delgado.

Sonda nasogástrica.   Es el procedimiento más común por ser el más sencillo y fisiológico. La vía de entrada es uno de los orificios nasales, desde donde se hace progresar la sonda hasta la cavidad gástrica.   Precisa de la presencia de un estómago conservado funcional y anatómicamente, reflejo del vómito intacto, buen nivel de conciencia y ausencia de enfermedad intestinal alta.
Sonda nasoduodenal.   Es una variedad de la sonda nasogástrica en la que el extremo distal queda situado en el interior del duodeno.   Requiere un control radiológico y la administración de la dieta debe ser de forma continua.
Sonda nasoyeyunal.   Es una variedad de la sonda nasogástrica en la que el extremo distal queda situado en el interior del yeyuno.   Requiere un control radiológico y la administración de la dieta debe ser de forma continua.
Gastrostomía.   La sonda se introduce en la cavidad gástrica a través de una incisión quirúrgica de la pared abdominal.
Yeyunostomía.   La sonda queda situada en el interior de las primeras asas yeyunales, con el extremo externo pasando a través de la pared abdominal.
Faringostomia.   La sonda se introduce a través de la faringe hasta llegar al estómago.
Esofagostomía.   La sonda se introduce a través del esófago hasta llegar al estómago.

Sistemas de infusión.

Administración intermitente.

Se administra 300-500 ml de fórmula, con una frecuencia de 5 a 8 veces al día, en función del volumen total que se precise administrar y de la tolerancia del paciente.

Se puede realizar por gravedad, con jeringa y a través de una bomba.

Administración continúa

Se administra la fórmula por goteo continuo durante las 24 horas, aunque también puede infundirse durante menos horas (12-16), diurnas o nocturnas en función de las necesidades y bienestar del paciente.

Administración de medicamentos a través de la sonda.

Puede originar alteraciones en su efecto terapéutico por lo que hay que tener precauciones para evitar complicaciones al paciente.

Los comprimidos normales y con cubierta pelicular se deben triturar hasta polvo fino con un mortero o desleír en agua para posteriormente ser administrados en agua, los comprimidos con cubierta entérica no deben ser triturados ya que la pérdida de la cubierta inactiva al principio activo, los comprimidos efervescentes se deben disolver y administrar al terminar la efervescencia, los comprimidos de gelatina blanda (si sus principios activos son estables y no irritantes) se puede extraer el contenido a través de una jeringa y los comprimidos sublinguales no se deben administrar por sonda.

- *Medicamentos que deben triturarse en nutrición enteral.*

Medicamentos	Forma farmacéutica
Amiodarona, aciclovir, bromocriptina, clortalidona, levodopa, liserida, metilprednisona, lorazepam, maprotilina, metotrexato, minoxidilo, neomicina, nevirapina, nitrazepam, norfloxacino, pentazocina, complejo vitamina B, dapsona, difenoxilato, enalaprilo, estrógenos, fenobarbital, fludrocortisona, flunitrazepam, giblencamida, hidrocortisona, pirazinamida, praziquantel, propafenona, ritodrina, sotalol, sulfadiazina, tiamazol, torasemida, trihexifenidilo	Comprimidos
Etambutol	Grageas
Biperideno	Grageas
Nimodipino	Comprimido recubierto
Nitrendipimol	Comprimido recubierto
Ondansentron	Comprimido recubierto
Clomipramina	Comprimido recubierto
Butilescopolamina	Comprimido recubierto
Estavudina	Cápsulas

Tabla modificada de: F.J., Delgado E, García Marco D, De Juan P., Bermajo T.: Guía de administración de fármacos por sonda nasogástrica, Farm Hosp.

- *Medicamentos que deben administrarse sin triturar en nutrición enteral.*

Medicamentos	Forma farmacéutica
Fenformina, morfina, nifedipino, oxprenolol, teofilina anhidra	Comprimidos de liberación retardada
Calcitriol, nifedipino, vitamina E	Cápsulas gelatinosas
Acenocumarol, trinidazol, abendazol, beperonfrina	Comprimidos
Amitriptilina, mesalazina	Comprimidos con cubierta entérica
Omeprazol	Capsulas con micronutrientes

Tabla modificada de: F.J., Delgado E, García Marco D, De Juan P., Bermajo T.: Guía de administración de fármacos por sonda nasogástrica, Farm Hosp 1995; 19:251-258.

- *Medicamentos que deben administrarse en forma de suspensión oral en nutrición enteral.*

Medicamentos	Forma farmacéutica
Captoprilo, carbamazepina, clemastina, dantroleno, flecaidina, hidralazina, cloridina, eritromicina, fluatosina, isoniazida mas vitamina B 6, cloxacilina, espirolactona, furosemida, clorambucilo, cloroquina, labetol mebendazol, metildopa, metronidazol, hidrazolam, nitrofurantoina	Comprimidos
Ciclofosfamida	Grageas
Amoxicilina	Tabletas
Penicilamina, indometacina , fluoxetina	Cápsulas

Tabla modificada de: F.J., Delgado E, García Marco D, De Juan P., Bermajo T.: Guía de administración de fármacos por sonda nasogástrica, Farm Hosp.

- *Medicamentos que deben administrarse en nutrición enteral bajo la forma de solución oral comercial.*

Medicamentos	Forma farmacéutica
Ácido fólico, buflomedilo, cefadroxilo, cimetidina, ketoconazol, lemivudina, metadona, pracetamol, codeína fosfato, diazepam, difenoxilato mas atropina, digoxina, diltiazepam	Comprimidos
Acido valproico, betametasona, hidroxicina, pentoxifilina, tioridazinam	Grageas
Cefalexina, loperamida, metamizol, pracetamol más codeína, sulpirid	Cápsulas

- *Medicamentos que no pueden triturarse y que tienen que ser sometidos al proceso de desleír y disolución en nutrición enteral.*

Medicamentos	Forma farmacéutica
Acenocumarol, albendazol, buprenorfino.	Comprimidos
Griseofulvina.	Comprimidos microencapsulados
Amitriptilina, mesalazina.	Comprimidos recubiertos
Morfina, nifedipinol, oxprenolol, fenformina, teofilina anhidra.	Cápsulas de liberación retardada
Nitroglicerina, omepazol, griseofulvina.	Tabletas
Colchicina	Gránulos

Tipos de sondas.

Hay varios tipos, según el material, longitud o grosor (diámetro interno).

Según el material, actualmente, se utilizan las de poliuretano y las de silicona ya que son más flexibles, de menor grosor y mejor toleradas por el paciente.

Según la longitud podemos diferenciar entre las nasogásticas, de 90 cm aproximadamente y las nasogastroduodenales, de alrededor 110 cm.

En relación al grosor, oscila de 1 mm en algunas de yeyunostomía hasta 2-3 mm en las nasogástricas y 5 mm o más en las de gastrostomía.

Levin: es la más utilizada, tiene una sola luz y presenta una punta cerrada y cuatro orificios laterales en su extremo distal. Mide 115 cm y tiene calibres que varían entre 12 Fr y 20 Fr. Se encuentran marcas laterales a 37,

54, 67 y 68 cm. Es radioopaca y, por lo tanto, se puede determinar su ubicación mediante radiografías simples.

Miller-Abbott: utilizada inicialmente para descompresión posoperatoria. Es un tubo delgado de dos luces con calibres entre 12 Fr y 18 Fr; la 12 Fr se utiliza en pediatría y la 16 Fr en adultos. De 3 metros de longitud, se encuentra marcada con un anillo a 45 cm, con dos a 60 cm y con tres a 75 cm. La luz pequeña permite que se insufle el balón, el cual presenta movimientos peristálticos, mientras que la luz de mayor calibre permite la administración de sustancias, medicamentos o la conexión a succión.

Cantor: es una sonda de una sola luz, posee en el extremo distal un reservorio con mercurio de 54 a 136 g, lo cual la hace más pesada y le permite un mayor deslizamiento a lo largo del tracto intestinal. Presenta como desventaja que el mercurio no puede ser retirado de la bolsa en la punta. En ocasiones esta puede romperse, liberando el mercurio a la luz intestinal, complicación que parece no tener mayores consecuencias; sin embargo, en la literatura se han reportado casos de formación de granulomas en el tracto intestinal.

Complicaciones de la nutrición enteral

Nos podemos encontrar con complicaciones mecánicas, gastrointestinales, metabólicas, infecciosas y psicológicas.

Las *complicaciones mecánicas* están relacionadas con el tipo de sonda, su posición y colocación e incluyen la irritación local con formación de úlceras de decúbito e incluso hemorragias en los tabiques de la nariz, faringe, esófago y estómago, la obstrucción de la sonda por el preparado enteral o medicamentos secos en el interior de la sonda que dificultan el progreso, broncoaspiración por regurgitación o vómito y formación de fístulas traqueo-esofágicas en pacientes con traqueostomía si la sonda es de material duro.

Las *complicaciones gastrointestinales* incluyen diarreas, náuseas, vómitos, dolor abdominal y estreñimiento.

Las causas más frecuentes de diarrea son la excesiva osmolaridad del preparado enteral, la intolerancia a la lactosa (la mayoría de dietas enterales no contienen lactosa o contienen cantidades mínimas), el elevado contenido en grasa de la dieta en pacientes con insuficiencia pancreática u otras enfermedades que alteren la secreción normal de lipasa y/o sales biliares, la excesiva velocidad de perfusión, el excesivo volumen por toma, cuando la dieta se administra demasiado fría o caliente, por contaminación bacteriana de la fórmula, por la administración de fármacos como antibióticos y preparados en forma de jarabe y por causas psicológicas.

Las náuseas y los vómitos pueden aparecer por una posición incorrecta del paciente o de la sonda, el uso de una sonda inadecuada, por el olor que desprende la fórmula, por hiperosmolaridad del preparado, por intolerancia a la lactosa, por la velocidad excesiva de administración o por empacho por exceso de contenido gástrico.

El estreñimiento aparece generalmente por una dieta sin residuo, insuficiente en líquidos, por la inactividad del paciente y por la administración de fármacos astringentes como los anticolinérgicos, antidepresivos, analgésicos, antiparkinosianos, IMAO los antiácidos con calcio o aluminio, algunos diuréticos, etc.

Las *complicaciones metabólicas* son poco frecuentes y se deben a la deshidratación hipertónica, la hiperhidratación, la hipoglucemia, la hiperglucemia y por trastornos electrolíticos y oligoelementos.

Las *complicaciones infecciosas* se deben a la contaminación de la fórmula, de la sonda o de las conexiones a las bolsas.

Por último, las *complicaciones psicológicas* se deben a la mala adaptación del paciente a la situación de alimentarse de forma permanente a través de la sonda y las limitaciones físicas que ello conlleva.

NUTRICIÓN ENTERAL DOMICILIARIA

La alimentación a domicilio es un recurso asistencial que pretende conseguir que los ancianos con dificultades puedan continuar viviendo en sus casas, siempre que no haya riesgos para su salud, proporcionándoles la alimentación básica necesaria adaptada a sus enfermedades y a sus capacidades funcionales.

La nutrición enteral puede dar lugar a complicaciones en su administración, por lo que es conveniente seguir unas normas esenciales por parte del personal sanitario, de los cuidadores, de los familiares e incluso del propio paciente para asegurar un mayor éxito en la administración del alimento y por lo tanto, una mejora en su estado nutricional. Todos deben recibir un programa de entrenamiento que asegure de forma satisfactoria las necesidades del paciente anciano.

Es importante que el paciente conozca con todo detalle el tipo de alimentación que llevará en su hogar: las ventajas para la evolución de su enfermedad, conocer sus características principales, las vías de acceso (cuidados, precauciones y mantenimiento), el material necesario para la administración (jeringas, equipos, sistemas, bombas), modo de administración, las posibles complicaciones (como prevenirlas, detectarlas, qué hacer y dónde acudir en caso de que aparezcan) y los controles que se deben realizar (peso, deposiciones, temperatura, diuresis, glucemia, glucosuria,...).

También debe ser debidamente informado de la existencia de Asociaciones de enfermos y la conveniencia de pertenecer a las mismas y beneficiarse de las ayudas mutuas y también de la representatividad ante organismos oficiales y sociedades científicas.

El seguimiento del paciente generalmente se hace en el domicilio de este y las revisiones tanto de la patología como de la nutrición enteral se realiza en las consultas externas hospitalarias o en los centros de atención primaria de forma periódica.

Siempre que aparezca alguna complicación relacionada con la nutrición enteral, el paciente acudirá a su centro de referencia.

NUTRICIÓN PARENTERAL

Algunos enfermos no pueden utilizar su aparato digestivo para poderse alimentar de forma convencional pero se puede mejorar notablemente su estado nutricional e incluso mejorar a través de la administración de nutrientes por vía endovenosa (agua, grasas, proteínas, glúcidos, vitaminas y minerales se mezclan en proporciones que ha calculado el equipo médico una vez hecha la valoración global de su situación clínica).

¿En qué casos está indicada la nutrición parenteral?

- Fístulas digestivas proximales.
- Peritonitis.
- Pancreatitis aguda.
- Síndrome del intestino corto.
- Cirugía digestiva.
- Enfermedad inflamatoria intestinal en fases de brote importante.
- Enfermos desnutridos sin posibilidad de nutrición enteral.
- Sepsis preoperatorios.
- Oncología (irradiación, quimioterapia).
- Grandes quemados sin posibilidad de nutrición enteral.
- Algunos transplantes como el de médula ósea.
- Algunos posoperatorios con ayuno previsto de 5-6 días.
- Traumatismos craneales y otros procesos que cursan con pérdida de conciencia sin posibilidad de nutrición enteral.

Complicaciones de la nutrición parenteral

Nos podemos encontrar con complicaciones mecánicas, metabólicas y sépticas.

Las *complicaciones mecánicas* están relacionadas con el catéter, por desgarro o rotura completa de este o bien por su obstrucción (imposibilidad de aspirar o infundir soluciones).

En ocasiones aparece enrojecimiento, hinchazón y/o supuración en el punto de inserción del catéter o dolor y/o inflamación del cuello y/o brazo del mismo lado en que tiene el catéter o inflamación de las venas del cuello y/o pecho de las zonas próximas a este.

Las *complicaciones metabólicas* se relacionan con la cantidad de agua y electrólitos, la osmolaridad elevada por una entrada rápida y la glucosa infundida (hiperglucemia).

Las *complicaciones sépticas* son las más peligrosas. Se deben a la contaminación del líquido nutritivo o de las vías de administración o de las conexiones. Para evitarlas se debe revisar el material periódicamente y seguir correctamente las normas de uso y conservación del material.

BIBLIOGRAFÍA

1. GIL, P., GÓMEZ, C. *Manual de práctica clínica de nutrición en geriatría*. Madrid: You&Us; 2003.
2. M. MUÑOZ, J. ARANCETA, J.L. GUIJARRO. *Libro blanco de la alimentación de los mayores*. Madrid: Editorial médica panamericana; 2006.
3. CERVERA, P., CALPÉS, P., RIGOLFAS, R. *Alimentación y dietoterapia*. Madrid: McGraw-Hill-Ineramericana; 1999.
4. Grupo de Trabajo de la Sociedad Española de Nutrici ón comunitaria (SENC). *Guías alimentarias para la población española*. Recomendaciones para una dieta saludable. Madrid: IM&C-SEBC; 2001.
5. Sociedad Española para el Estudio de la Obesidad (SEEDO). *Consenso SEEDO 2000 para la evaluación del sobrepeso y obesidad y el establecimiento de criterios de intervención terapéutica*. Med Clin (Barc) 2000; 115 :587-97.
6. SALGADO, A., GUILLÉN, F. *Manual de geriatría*. 2ª ed. Madrid: Masson, 1995.
7. F.J. DELGADO, E. GARCÍA MARCO, D. DE JUAN, P. BERMAJO. *Guía de administración de fármacos por sonda nasogástrica*, Farm Hosp 1995; 19: 251-258.
8. CHAPUY, P.H. *Alimentación en la persona de edad avanzada. Aspectos dietéticos, médicos, psicológicos y sociales*. Cuaderno de dietética 4. Barcelona: Masson, 1994.

9. DURANTE MOLINA, P., PEDRO TARRÉS, P. *Terapia ocupacional en geriatría: principios y práctica*. Barcelona: Masson, 2002.
10. CAPO PALLÀS, M. *Importancia de la nutrición en persona de edad avanzada*. Barcelona: Novartis Consumer Health S.A., 2002.
11. BELLO, J. *Ciencia y tecnología culinaria*. Madrid: Díaz de Santos; 1998.
12. SERRA, LL. *Evaluación del estado nutricional*. En: Curso de nutrición y dietética clínica. Manual 2: Nutrición comunitaria y evaluación del estado nutricional. Barcelona: Colegio Oficial de Médicos de Barcelona; 1999.
13. Estudio Nutricional en Residencias de Ancianos. Nutricia; 1998.
14. Déficits Nutricionales en la Tercera Edad. Sandoz Nutrition; 1993.
15. FRIEDMAN, L.S., ISSELBACHER, K.J. *Anorexia, náuseas, vómitos e indigestión*. En: Harrison, ed. Principios de Medicina Interna, 13ª ed. Madrid: McGraw-Hill Interamericana, 1994: 247-252.
16. ADAMS, M.L. *Differences Between Younger and Older US Adults With Multiple Chronic Conditions*. Prev Chronic Dis. 2017; 14: E76.
17. SCHÄFER, I., VON LEITNER, E., SCHÖN, G., ET AL. *Multimorbidity Patterns in the elderly: A new approach of disease clustering identifies complex interrelations between chronic conditions*. PLoS ONE. 2016; 5(12): 1-10.
18. FREITAS, C., DESCHÊNES, S., AU, B., SMITH, K., SCHMITZ, N. *Risk of diabetes in older adults with co-occurring depressive symptoms and cardiometabolic abnormalities: Prospective analysis from the english longitudinal study of ageing*. PLoS ONE. 2016; 11(5): 1-16.
19. MIRZA, S., WOLTERS, F., SWANSON, S., ET AL. *10-year trajectories of depressive symptoms and risk of dementia: a population-based study*. Lancet Psychiatry. 2016; 3(7): 628-35.
20. WEIGHTMAN, J., AIRE, T., BAUNE, B. *A review of the role of social cognition in major depressive disorder*. Psiquiatría Delantera. 2014; 5: 179.
21. VILLARREAL, A., GRAJALES, S., LÓPEZ, L., BRITTON, G., *Panama aging resseach initiative*. cognitive impairment, depression and concurrence of both among the elderly in Panama: Differential associations with multiborbidity and functional limitations. Biomed Res Int. 2015; 2015: 0-0.
22. Cambios en la personalidad y depresión en adultos mayores con enfermedad de Alzheimer. Da Silva Rodrigues, Charles Y., Hernández Ramos, María Teresa, Carvalho Figueiredo, Paula A., & Romero Lara, Estela. (2018). Ciencias Psicológicas, 12(2), 231-237.

23. FIGUEIREDO, PAULA & RODRIGUES, CHARLES & RAMOS, VICTOR. (2018). *Incremento de los cambios cognitivos en pacientes con enfermedad de Alzheimer inicial debido a depresión*. 10.7714/CNPS/12.1.203.
24. SIVERSTEN, H., BJORKDOF, G.H., ENGEDAL, K., SELBAECK, G., HELVICK, A.S. *Depression and quality of life in older persons: A review*. Dement Geriatr Cogn Disord. 2015; 40(5-6): 311-339.
25. HSIEH, N. *Economic Security, Social Cohesion, and Depression Disparities in Post-Transition Societies: A Comparison of Older Adults in China and Russia*. J Health Soc Behav. 2015; 56(4): 534-51.
26. REYES, B., ROSERO-BIXBY, L., KOIVUMAA-HONKANEN, H. *Effects of self-rated health and self-rated economic situation on depressed mood via life satisfaction among older adults in Costa Rica*. J Aging Health. 2016; 28(2): 225–243.
27. OTIÑANO, M.I., AIGUABELLA, A.K., SALVADOR, N.P., SEGUÍ, S.S., PONCE, I.M., & RUESTES, M.P. *Intento de suicidio en anciano con síndrome confusional*. 10/2016.
28. ANDRADE SALAZAR, JOSE & PATRICIA LOZANO SAPUY, LAURA & RODRÍGUEZ ROMERO, ANGÉLICA & ANDRÉS CAMPOS RAMÍREZ, JUAN. (2016). *Vulnerabilidad biopsicosocial y suicidio en adultos mayores colombianos*. Cultura del cuidado. 2016; 13. 70-89.
29. HAJEK, A., BRETTSCHNEIDER, C., MALLON, T., ERNST, A., MAMONE, S., WIESE, B. *The impact of social engagement on health-related quality of life and depressive symptoms in old age - evidence from a multicenter prospective cohort study in Germany*. Resultados de salud. 2017; 15 (1): 140.
30. DAMIÁN, J., PASTOR-BARRIUSO, R., VALDERRAMA-GAMA, E., DE PEDRO-CUESTA, J. *Association of detected depression and undetected depressive symptoms with long-term mortality in a cohort of institutionalized older people*. Epidemiol Psychiatr Sci. 2017; 26(2): 189-198.
31. ANDRADE SALAZAR, J., LOZANO SAPUY, L., RODRÍGUEZ ROMERO, A., CAMPOS RAMÍREZ, J. *Vulnerabilidad biopsicosocial y suicidio en adultos mayores colombianos*. Cultrua [Internet]. 20 ago. 2018 [citado 17 dic. 2019]; 13(1): 70-9.
32. MARCOS GIAI. *Actividades recreativas en adultos mayores internos en un hogar de ancianos*. Revista Cubana de Salud Pública. 2015; 41 (1): 67-76.

33. ANALÍA VERÓNICA LOSADA. MARINA ALVAREZ STRAUCH. *Síntomas depresivos en adultos mayores de 65 años. Influencia del vivir solo o acompañado*. Vol.1- N°1 Jun. 2014.
34. PÉREZ CRUZ ELIZABETH, LIZÁRRAGA SÁNCHEZ DIANA CECILIA, MARTÍNEZ ESTEVES MARÍA DEL ROSARIO. *Association between malnutrition and depression in elderly*. Nutr. Hosp. [Internet]. 2014 Abr [citado 2019 Dic 13]; 29(4): 901-906.
35. OMS. *The epidemiology and impact of dementia: Current state and future trends*. Ginebra, Organización Mundial de la Salud, 2015. Documento WHO/MSD/MER/15.3.
36. PRINCE, M., WIMO, A., GUERCHET, M., ALI, G.C., WU YUTZU, PRINA M. *World Alzheimer Report 2015. The global impact of dementia: an analysis of prevalence, incidence, cost and trends*. Londres, Enfermedad de Alzheimer Internacional, 2015.
37. PRINCE, M., ALBANESE, E., GUERCHET, M., PRINA, M. World Alzheimer Report 2014. *Dementia and Risk Reduction. An Analysis of Protective and Modifiable Risk Factors*. Londres (Reino Unido), Alzheimer's Disease International, 2014 (http://www.alz.co.uk/research/WorldAlzheimerReport2014.pdf consultado el 8 de febrero de 2020).
38. *Nuevos criterios diagnósticos de la demencia y la enfermedad de Alzheimer: una visión desde la psicogeriatría*. Jorge López-Álvarez, Luis F. Agüera-Ortiz.Revista Psicogeriatría Marzo 2015; 5 (1): 3-14.
39. *Alzheimer's Association* (Internet). Consultado 02/08/2019.
40. NIU, H., ÁLVAREZ-ÁLVAREZ, I., GUILLÉN-GRIMA, F., AGUINAGA-ONTOSO, I. *Prevalencia e incidencia de la enfermedad de Alzheimer en Europa: metaanálisis*. Neurología 2017; 32: 523-32.
41. FIEST, K.M., JETTÉ, N., ROBERTS, J.I., MAXWELL, C.J., SMITH, E.E., BLACK, S.E., ET AL. *The prevalence and incidence of dementia: a systematic review and meta-analysis*. Can J Neurol Sci 2016; 43 (Suppl 1): S3-50.
42. DA SILVA RODRIGUES, CHARLES YSAAC; CARVALHO FIGUEIREDO, PAULA A. *Estado conductual y psiquiátrico en el adulto mayor con trastorno neurocognitivo leve de enfermedad de Alzheimer posible*. Enseñanza e Investigación en Psicología, vol. 22, núm. 3, septiembre-diciembre, 2017. 373-379

43. OMS. *The epidemiology and impact of dementia: Current state and future trends*. Ginebra, Organización Mundial de la Salud, 2015. Disponible en (http://www.who.int/mental_health/neurology/dementia/dementia_thematicbrief_epidemiology.pdf consultado el 8 de febrero de 2020).
44. NASCIMENTO, C., VARELA, S., AYAN, C., CANCELA, J. *Efectos del ejercicio físico y pautas básicas para su prescripción en la enfermedad de Alzheimer.* Revista Andaluza de Medicina del Deporte [Internet]. 2016; 9(1): 32-40.
45. MATILLA-MORA, R., MARTÍNEZ-PIÉDROLA, R.M., & HUETE, J.F. *Eficacia de la terapia ocupacional y otras terapias no farmacológicas en el deterioro cognitivo y la enfermedad de Alzheimer.* Revista española de geriatría y gerontología, 2016; 51(6), 349-356.
46. A. RAGLIO, S., FILIPPI, D., BELLANDI, M., STRAMBA-BADIALE. *Global music approach to persons with dementia: Evidence and practice.* Clin Interv Aging., 9 (2014): 1669-1676.
47. GÓMEZ-ROMERO, M., JIMÉNEZ-PALOMARES, M., RODRÍGUEZ-MANSILLA, J., FLORES-NIETO, A., GARRIDO-ARDILA, E. M., & LÓPEZ-ARZA, M. G. *Beneficios de la musicoterapia en las alteraciones conductuales de la demencia.* Revisión sistemática. Neurología, 2017; 32(4): 253-263.
48. OLAZARÁN, J., HOYOS-ALONSO, M.C., DEL SER, T., GARRIDO, A., CONDE, J.L., BERMEJO, F., ET AL. *Aplicación práctica de los test cognitivos breves.* Neurología. 2016; 31(3): 183-94.
49. STROHLE, A., SCHMIDT, D.K., SCHULTZ, F., FRICKE, N., STADEN, T., HELLWEGN, R. *Drug and excercise treatment of alzheimer´s disease and mild cognitive impairment: a systematic review and meta-analysis of effects on cognition in randomized controlled trials.* Am J Geriatr Psychiatry. 2015; 23: 1234-49.
50. CHANDLER, M.J., PARKS, A.C., MARSISKE, M., ROTBLATT, L.J., & SMITH, G.E. *Everyday impact of cognitive interventions in mild cognitive impairment: a systematic review and meta-analysis.* Neuropsychology review, 2016; 26(3), 225-251.
51. PUERTAS CUESTA, F.J., PRIETO PRIETO, F. *El anciano con trastornos del sueño: insomnio, síndrome de apneas/hipoapneas del sueño y síndrome de piernas inquietas.* En: Abizanda Soler P, Rodríguez Mañas L, eds. Tratado de medicina geriátrica: fundamentos de la atención sanitaria a los mayores. 1.ª ed. Barcelona: Elsevier; 2015: 525-31.

52. TELLO-RODRÍGUEZ, T., ALARCÓN, R.D., & VIZCARRA-ESCOBAR, D. *Salud mental en el adulto mayor: trastornos neurocognitivos mayores, afectivos y del sueño*. Revista Peruana de medicina experimental y salud pública, 2016; 33: 342-350.
53. IBAÑEZ, C., DUEÑAS, D.R., SÁNCHEZ-WAISEN, M.R. *Prevalencia del insomnio en ancianos residenciados y prescripción farmacológica*. Eur J Invest Health Psycho Educa. 2015; 5(1): 5-12.
54. GANCEDO-GARCÍA, A., GUTIÉRREZ-ANTEZANA, A.F., GONZÁLEZ-GARCÍA, P., SALINAS-HERRERO, S., PRIETO-MERINO, D., & SUÁREZ-GIL, P. *Efectividad de una intervención educativa breve en pacientes con insomnio en atención primaria*. Atención Primaria, 2014; 46(10): 549-557.
55. TINEO, A., PERCY, J., CHUCAS ASCENCIO, L.A., ROJAS MOYA, C.R., PINTADO CABALLERO, S., CERRÓN AGUILAR, C.A., & VÁSQUEZ ALVA, R. (2013, July). *Factores asociados a síndrome confusional agudo en adultos mayores internados en emergencia de un hospital terciario*. In Anales de la Facultad de Medicina 2013 (Vol. 74, No. 3: 193-198). UNMSM. Facultad de Medicina.
56. LEÓN-CABALLERO, M.P., ALCOLEA-MARTÍNEZ, E. *Estado Nutricional en personas mayores y su influencia sobre el deterioro cognitivo y la demencia*. Psicogeriatría. 2016; 6(3): 99-109.
57. SOLIZ RIVERO, G., MARTÍNEZ ESPINOZA, B.B. *Salud integral y derechos del adulto mayor.* Estudio en la comunidad de Maluay, El Valle. Revista de la facultad de Ciencias Médicas de la Universidad de Cuenca. 2015; 33(1): 69-78.
58. BIELSA ANTÚNEZ, M.L., LÓPEZ GÁNDARA, M. *Desnutrición en la población geriátrica*. Nuber Cientif. 2015; 2(15): 18-23.
59. GIRALDO GIRALDO, N.A., PAREDES ARTURO, Y.V., IDARRAGA IDARRAGA, Y., AGUIRRE ACEVEDO, D.C. *Factores asociados a la desnutrición o al riesgo de desnutrición en adultos mayores de San Juan de Pasto, Colombia: Un estudio transversal*. Rev Esp Hum Diet. 2017; 21(1): 39-48.
60. GARCÍA-IZQUIERDO, I., RODRÍGUEZ-YERA, E., MARTÍN-SALINAS, C. *Plan de cuidados a personas de edad avanzada en riesgo nutricional*. Gerokomos. 2016; 27(4): 157-160.

61. OSUNA-PADILLA, I.A., VERDUGO-HERNÁNDEZ, S., LEAL-ESCOBAR, G., OSUNA-RAMIREZ, I. *Estado nutricional en adultos mayores mexicanos: estudio comparativo entre grupos con distinta asistencia social.* Rev Esp Nutr Hum Diet. 2015, 19(1): 12-20.
62. PARDO-GARCÍA, I., AMO-SAUS, E., MARTÍNEZ, VELERO, A.P., ESCRIBANO-SOTOS, F. *Costes asociados a la desnutrición previa de la enfermedad y la desnutrición relacionada con la enfermedad en ancianos: una revisión sistemática.* Nutr Hosp. 2017; 34(5): 1215-1225.
63. DÍAZ-RAMOS, J.A., FRAGA-ÁVILA, C., ASENCIO-DEL REAL, G., VALERA-SOTO, B., REYES-MARTÍNEZ, N.I., LEAL-MORA, D. *Depresión, deterioro cognitivo y desnutrición en pacientes ambulatorios en una clínica geriátrica de un hospital universitario.* Rednutrición. 2018; 9(25): 468-473.
64. ARRANZ MARTÍNEZ, M., MOLINA AZORÍN, C., GÓMEZ MATEOS, C., GÓMEZ UDÍAS, N., SANTOS BOYA, T. *Relación entre el test Mini Nutritional Assessment y el parámetro antropométrico Índice de Masa Corporal en población mayor de 65 años.* Prevalencia de malnutrición. RqR Enfermería Comunitaria. 2017; 5(4): 6-19.
65. VERGARA MOLINA, E. *Valoración del estado nutricional de pacientes ancianos hospitalizados mediante diferentes métodos de cribado: NRS-2002, VGS y MUST.* [Tesis Doctoral]. Universidad Miguel Hernández; 2015.
66. DEL POZO VÁSQUEZ, L.R. *Evaluación del estado nutricional del grupo de adultos mayores pertenecientes al Hogar de Ancianos Santa Catalina de Labourén en Quinto-Ecuador, mediante el instrumento (Mini Nutritional Assessment).* [Tesis Doctoral]. Universidad Internacional del Ecuador; 2018.
67. MOHER, D., LIBERATI, A., TETZLAFF, J., ALTMAN, D.G., *PRISMA Group. Preferred reporting items for systematic reviews and meta-analyses: the PRISMA statement.* Int J Surg. 2010; 8:336-41.
68. *The International Classification of Diseases, 10th Revision, Clinical Modification.* Vol 1. 2a ed. Imprenta Nacional de la Agencia Estatal Boletín Oficial del Estado. 2018.
69. Cie. 10. org: *Clasificación Internacional de enfermedades.* [Internet]. [Acceso 27 de abr 2019]. Disponible en: http://cie10.org/Cie10_Buscar_Consultar_En_Linea.php#PorCaps.

70. ZAYAS SOMAZO, E., FUNDORA ÁLVAREZ, V. *Sobre las interrelaciones entre la desnutrición y el envejecimiento*. Rev Cubana Aliment Nutr. 2017; 27(2): 394-429.
71. DOSIL, A., DOSIL, C., LEAL, C., NETO, S. *Estado nutricional de ancianos con deterioro cognitivo*. Rev Psicología. 2015; 2(1): 297-310.
72. HARRIS RICARDO, J., FANG-MERCADO, L., HERRERA HERRERA, A., CASTRILLÓN DÍAZ, D., GUZMÁN RUIZ, M., DEL RÍO GONZÁLEZ, T. *Lesiones orales, alteraciones sistemáticas y patrón nutricional de adultos mayores en Cartagena, Colombia*. Av. Odon-toestomatol. 2017; 33(6): 273-280.
73. RODRÍGUEZ ACEVEDO, M.N., VAAMONDE LAGO, P., GONZÁLEZ PAZ, T. *Disfagia orofaríngea: Actualización y manejo en poblaciones específicas*. Galicia: Sociedad Gallega de Otorrinolaringología y Patología Cérvico-Facial; 2018.
74. CARRILLO PRIETO, E., ARAGÓN CHICHARRO, S., GARCÍA MEANA, J.F., CALVO MORCUENDE, B., PAJARES BERNARDO, M. *Disfagia y estado nutricional en ancianos institucionalizados*. Gerokomos. 2016; 27(4): 147-152.
75. ADILAH SHUHADA, N., AZIZ, A., ISLAMI MOHD, N., TENG, F., RAMADAN ABDUL, M., HADI ISMAIL, N., ET AL. *Assessing the nutritional status of hospitalized elderly*. Dovepress. 2017; 12: 1615-1625.
76. CARRAZCO-PEÑA, K.B., TENE, C.E., ELIZALDE, A.M. *Disfunción familiar y desnutrición en el anciano*. Rev Med Inst Mex Seguro Soc. 2015; 53(1): 14-9.
77. FÁVARO-MOREIRA, N.C., KRAUSCH-HOFMANN, S., MATTHYS, C., VEREECKEN, C., VANHAUWAERT, E., DECLERCQ, A., ET AL. *Risk Factors for Malnutrition in Older Adults: A Systematic Review of the Literature Base don Longitudinal Data*. Adv Nutr. 2016; 7: 507-22.
78. BAKKER, M.H., VISSINK, A., SPOORENBERG, S.L.W., JAGER-WITTENAAR, H., WYNIA, K., VISSER, A. *Are Edentulousness, Oral Health Problems and Poor Health-Related Quality of Life Associated with Malnutrition in Community-Dwelling Elderly (Aged 75 Years and Over)? A Cross-Sectional Study*. Nutrients. 2018; 10(12): 1965.
79. LÓPEZ LIROLA, E.M., IRÍBAR IBABE, M.C., PEINADO HERREROS, J.M. *La circunferencia de la pantorrilla como marcador rápido y fiable de desnutrición en el anciano que ingresa en el hospital*. Relación con la edad y el sexo del paciente. Nutr Hosp. 2016; 33(3): 565-571.

80. CAMINA-MARTÍN, M.A., MATEO-SILLERAS, B., MALAFARINA, V., LOPEZ-MONGIL, R., NIÑO-MARTÍN, V., LÓPEZ-TRIGO, J.A., ET AL. *Nutritional status assessment in Geriatrics: Consensus declaration by the Spanish Society of Geriatrics and Gerontology NutritionWork Group*. Rev Esp Geriatr Geronto [Internet]. 2016 [citado 20 mayo 2019]; 51(1): 1-62. Disponible en: https://www.elsevier.es/es-revista-revista-espanola-geriatria-gerontologia-124-articulo-valoracion-del-estado-nutricional-geriatria-S0211139X15001341.
81. MUÑOZ DÍAZ, B., ARENAS DE LARRIVA, A.P., MOLINA RECIO, G., MORENO-ROJAS, R., MARTÍNEZ DE LA IGLESIA, J., ET AL. *Estudio de la situación nutricional de pacientes mayores de 65 años incluidos en el programa de atención domiciliaria de una población urbana*. Aten Primaria. 2018; 50(2): 88-95.
82. LÓPEZ TRIGO, J.A., MARTÍNEZ ÁLVAREZ, J.R., RAMOS CORDERO, P. *Guía de buena práctica clínica en geriatría, alimentación, nutrición e hidratación en el anciano*. Madrid: Sociedad Española de Geriatría y Gerontología; 2015.
83. VÁZQUEZ GARCÍA, M., MENA CAMACHO, S., CONTRERAS GARCÍA, A.M. *Valoración nutricional en el anciano dependiente, hábitos alimenticios y conocimientos del cuidador.* HYGIA. 2015; 22(90): 32-38.
84. LOPES FERREIRA, J.D., OLIVEIRA SOARES, M.J., JÁCOME DE LIMA, C.L., COSTA FERREIRA, T.M., SIMPLÍCIO DE OLIVERA, P., ALVES DE SILVA, M. *Evaluación nutricional por el Mini Nutritional Assessment: una herramienta para las enfermeras*. Enferm. glob. 2018; 17(51): 267-305.
85. CASTRO-VEGA, I., VESES MATÍN, S., CANTERO LLORCA, J., SALOM VENDRELL, C., BAÑULS, C., HERNÁNDEZ-MIJARES, A. *Validación del cribado nutricional Malnutrition Screening Tool comparado con la valoración nutricional completa y otros cribados en distintos ámbitos sociosanitarios*. Nutr Hosp. 2018; 35(2): 351-58.
86. ULÍBARRIA PÉREZ, J.I., LOBO TÁMER, G., PÉREZ DE LA CRUZ, A.J. *Desnutrición clínica y riesgo nutricional en 2015*. Nutr Clin Med. 2015; 9(3): 231-54.
87. GONZÁLEZ CABRERA, J., BARRIOS VIERA, O., DÍAZ-CANELL, A.M., BASANTA FORTES, D. *Estado nutricional de los ancianos domiciliados en una comunidad urbana del municipio habanero de Playa*. Rev Cubana Aliment Nutr. 2015; 25(1): 92-105.

88. LIMA FEIJÓ, D., TEDA PELZER, M., LIMA BARROS, E.J., ARIM ROSALES, R., SALYSE DOS REY CABRAL SEMEDO, D. *Factores que dificultan la alimentación por vía oral en el anciano hospitalizado*. Enferm. glob. 2017; 16: 429-464.
89. BARRIEL, E., CALVO, S. *Cuidado nutricional del adulto mayor institucionalizado*. Cuidados Humanizados. 2015; 4(2): 45-50.
90. MOLÉS-JULIO, M.P., ESTEVE-CLAVERO, A., MACIÁ-SOLER, M.L. *Nutritional satatus and factors associated with noninstitutionalized 75 years of age*. Rev Bras Enfem. 2018; 71(3): 1007-12.
91. TRONCOSO PANTOJA, C. *Alimentación del adulto mayor según el lugar de residencia*. Horiz Med. 2017; 17(3): 58-64.
92. COSMAN, F., DE BEUR, S., LEBOFF, M., LEWIECKI, E., TANNER, B., RANDALL, S., et al. *Clinician's guide to prevention and treatment of osteoporosis*. Osteoporosis Int 2014; 25(10): 2359-2381.
93. RAMÍREZ, A.G., AGUIRRE, J.J.C., ANCIZAR, P.L., OLIVERAS, J.L.G., BENAVENTE, T.M., DE GORDOA ARMENDIA, ANA RUIZ, ET AL. *El fenómeno de las caídas en residencias e instituciones: revisión del Grupo de Trabajo de Osteoporosis, Caídas y Fracturas de la Sociedad Española de Geriatría y Gerontología (GCOF-SEGG)*. Revista Española de Geriatría y Gerontología 2013; 48(1): 30-38.
94. MUIR, J.M. *The Effect of Physical Activity on Bone Mineral Density and Fracture Rate in Very Old Post-menopausal Women*. 2012.
95. BUFFUM TAYLOR REBECCA (2011). *What Causes Osteoporosis? And Why?*. Living withosteoporosis, WebMD: Calcium, National institute of health (2016) from: https://ods.od.nih.gov/factsheets/Calcium-HealthProfessional.
96. SANTORA, L., SKOLBEKKEN, J. *From brittle bones to standard deviations: The historical development of osteoporosis in the late twentieth century*. Science, Technology, & Human Values 2011; 36(4): 497-521.
97. BOURS, S.P., VAN GEEL, T.A., GEUSENS, P.P., JANSSEN, M.J., JANZING, H.M., HOFFLAND, G.A., ET AL. *Contributors to secondary osteoporosis and metabolic bone diseases in patients presenting with a clinical fracture*. The Journal of Clinical Endocrinology & Metabolism 2011; 96(5): 1360-1367.
98. LANE, N.E. *Epidemiology, etiology, and diagnosis of osteoporosis*. Obstet Gynecol 2006; 194(2): S3-S11.

99. CUMMINGS, S.R., MELTON, L.J. *Epidemiology and outcomes of osteoporotic fractures*. The Lancet 2002; 359 (9319): 1761-1767.
100. RUIMERMAN, R. *Modeling and remodeling in bone tissue: Technische Universiteit Eindhoven Eindhoven;* 2005.
101. HERNLUND, E., SVEDBOM, A., IVERGÅRD, M., COMPSTON, J., COOPER, C., STENMARK, J., ET AL. *Osteoporosis in the European Union: medical management, epidemiology and economic burden*. Archives of osteoporosis 2013; 8(1-2): 136.
102. DE TEJADA ROMERO, M.J. GÓMEZ, HENRÍQUEZ M.S. *Osteoporosis: definición, tendencia epidemiológica, avances en la fisiopatología y clínica*. Medicine-Programa de Formación Médica Continuada Acreditado 2014; 11(60): 3527-3534.
103. GÓMEZ NAVARRO, R., GONZÁLEZ GARCÍA, P., HERNÁNDEZ, C.M., CASTRO SAURAS, Á., VALDEARCOS ENGUÍDANOS, S. *Prevención primaria y secundaria de la fractura de cadera por fragilidad ósea en la población del sector sanitario Teruel*. Revista Española de Salud Pública 2017; 91.
104. MARTÍN JIMÉNEZ, J.A., CONSUEGRA MOYA, B., MARTÍN JIMÉNEZ, M.T. *Factores nutricionales en la prevención de la osteoporosis*. Nutrición Hospitalaria 2015; 32(1).
105. URGELL, C.V., MESQUIDA, M.M., FERNANDEZ, R.V., VICENTE, J.A.G., SISO, A.F., ORTIZ, L.M., ET AL. *Adecuación del tratamiento de la osteoporosis en prevención primaria*. Estudio cuantitativo y cualitativo. Atención Primaria 2017.
106. GONZÁLEZ-RUIZ, G.E., ÁLVAREZ-MIÑO, L., BORRÉ-ORTIZ, Y.M., RIVAS ODUBER, E., ANGARITA, S., SORELL, N., ET AL. *Prevalencia y factores asociados a osteoporosis en pacientes de Santa Marta (Colombia)*. Enfermería Global 2016; 15(41): 153-163.
107. FERRARI, S.L., RIZZOLI, R. *Gene variants for osteoporosis and their pleiotropic effects in aging*. Mol Aspects Med 2005; 26(3): 145-167.
108. SABONET-MORENTE, L., CARRASCO-CATENA, A., CASTRO, A., GONZÁLEZ, M., CANO, A. *Regulación de las modificaciones óseas en la madre durante la gestación*. Revista de Osteoporosis y Metabolismo Mineral 2015; 7(1): 27-32.

109. DEPLAS, A., DEBIAIS, F., ALCALAY, M., BONTOUX, D., THOMAS, P. *Bone density, parathyroid hormone, calcium and vitamin D nutritional status of institutionalized elderly subjects*. Alcohol Treat Quart 2004; 3(4):7.
110. CALVO, J.C.B. *Guía práctica del manejo de la osteoporosis y de la prevención de la fractura por fragilidad en atención primaria*. Sociedad Española de Médicos Generales y de Familia; 2014.
111. GONZÁLEZ, Y., SICRAS, A., LARRAÍNZAR, R., SORIO, F., CANALS, L., LIZÁN, L., et al. *Estimación de los costes sanitarios relacionados con las fracturas osteoporóticas en pacientes posmenopáusicas en España*. PharmacoEconomics Spanish Research Articles 2015; 12(1): 1-9
112. RIVERO, J.E.F., FRANCO, C.E.A., DUQUE, C.A.T. *Osteoporosis, fracturas vertebrales e hipercifosis en la enfermedad pulmonar obstructiva crónica*. Revista Colombiana de Neumología 2016; 27(2).
113. VÁZQUEZ, M. (2010). *Osteoporosis: la crisis de un paradigma*. Medicina clínica, 134(5), 206-207.
114. ROCHE DIAGNOSTICS (2009), *Complete range of automated tests for Osteoporosis*: Laboratory product Disponible en: http://www.labmate-online.com/news/laboratory-products/3/rochediagnostics/complete-range-of-automated-tests-for-osteoporosis/6401.
115. KANIS, J., MCCLOSKEY, E., JOHANSSON, H., COOPER, C., RIZZOLI, R., REGINSTER, J. *European guidance for the diagnosis and management of osteoporosis in postmenopausal women*. Osteoporosis Int 2013; 24(1): 23-57.
116. GONZÁLEZ SÁNCHEZ, M., RIVERA TORRES, A., MORÁN FAGÚNDEZ, L. *Estudio nutricional para evaluar el aporte de calcio sobre la dieta de una leche fermentada enriquecida en calcio y vitamina D (Densia®) en mujeres postmenopáusicas*. Nutrición Hospitalaria 2012; 27(2): 537-541.
117. RIGUEIRA GARCÍA, A.I., ZARDAIN TAMARGO, E., LÓPEZ GONZÁLEZ, I., SÁNCHEZ ALVAREZ, L. *Expectativas del beneficio/riesgo de la ingesta de calcio en mujeres con tratamientos para osteoporosis de Asturias: estudio ASFARCAL*. Nutrición Hospitalaria 2013; 28(2): 428-437.

118. BLANCH, J., GUAÑABENS, N., NOGUÉS, X., LISBONA, M., DOCAMPO, E., GÓMEZ, R., et al. *Efectos del calcio y la vitamina D con y sin lactulosa en la densidad mineral ósea de mujeres postmenopáusicas con osteopenia: Ensayo piloto controlado y aleatorizado*. Revista de Osteoporosis y Metabolismo Mineral 2013; 5(1): 15-23
119. SILVA, P., DURÁN, S. *Bebidas azucaradas, más que un simple refresco*. Revista chilena de nutrición 2014; 41(1):90-97.
120. LÓPEZ-GONZÁLEZ, B., MOLINA-LÓPEZ, J., IOANA FLOREA, D., QUINTERO-OSSO, B., PÉREZ DE LA CRUZ, ANTONIO, PLANELLS DEL POZO, ELENA, M.A. *Association between magnesium-deficient status and anthropometric and clinical-nutritional parameters in posmenopausal women*. Nutricion hospitalaria 2014; 29(3).
121. GONZÁLEZ JIMÉNEZ, E., CAÑADAS DE LA FUENTE, GUILLERMO A., FERNÁNDEZ CASTILLO, R., ÁLVAREZ FERRE, J., GONZÁLEZ ANTÓN, C. *Fitoesgrógenos y sus efectos sobre la Osteoporosis en la Mujer Posmenopáusica*. Revista Clínica de Medicina de Familia 2010; 3(3): 201-205.
122. Influencia del consumo de soja sobre la masa ósea. Anales de Medicina Interna: SciELO Espana; 2007.
123. XIE, H., WU, B., XUE, W., HE, M., FAN, F., OUYANG, W., ET AL. *Greater intake of fruit and vegetables is associated with a lower risk of osteoporotic hip fractures in elderly Chinese: a 1: 1 matched case–control study*. Osteoporosis Int 2013; 24(11): 2827-2836.
124. HAKESTAD, K.A., TORSTVEIT, M.K., NORDSLETTEN, L., RISBERG, M.A. *Effect of exercises with weight vests and a patient education programme for women with osteopenia and a healed wrist fracture: a randomized, controlled trial of the OsteoACTIVE programme*. BMC musculoskeletal disorders 2015; 16(1): 352.
125. FONOLLA-JOYA, J., REYES-GARCÍA, R., GARCÍA-MARTÍN, A., LÓPEZ-HUERTAS, E., MUÑOZ-TORRES, M. *Daily Intake of Milk Enriched with n-3 Fatty Acids, Oleic Acid, and Calcium Improves Metabolic and Bone Biomarkers in Postmenopausal Women*. J Am Coll Nutr 2016; 35(6): 529-536.
126. MOBASHERI, A., SHAKIBAEI, M. *Osteogenic effects of resveratrol in vitro: potential for the prevention and treatment of osteoporosis*. Ann N Y Acad Sci 2013; 1290(1): 59-66.

127. SHIM, K., LEE, C., YIM, N., HA, H., MA, J.Y. *A water extract of Malva verticillata seeds suppresses osteoclastogenesis and bone resorption stimulated by RANK ligand*. BMC complementary and alternative medicine 2016; 16(1): 332.
128. HOOSHMAND, S., BRISCO, J.R., ARJMANDI, B.H. *The effect of dried plum on serum levels of receptor activator of NF-κB ligand, osteoprotegerin and sclerostin in osteopenic postmenopausal women: a randomised controlled trial*. Br J Nutr 2014; 112(1): 55-60.
129. RIVAS, A., ROMERO, A., MARISCAL-ARCAS, M., MONTEAGUDO, C., LÓPEZ, G., LORENZO, M., ET AL. *Association between dietary antioxidant quality score (DAQs) and bone mineral density in Spanish women*. Nutricion hospitalaria 2012; 27(6).
130. URBAN, K., HÖHLING, H.J., LÜTTENBERG, B., SZUWART, T., PLATE, U. *An in vitro study of osteoblast vitality influenced by the vitamins C and E*. Head & face medicine 2012; 8(1): 25.
131. GRIEL, A.E., KRIS-ETHERTON, P.M., HILPERT, K.F., ZHAO, G., WEST, S.G., CORWIN, R.L. *An increase in dietary n-3 fatty acids decreases a marker of bone resorption in humans*. Nutrition Journal 2007;6(1):2.
132. JORDE, R., SNEVE, M., TORJESEN, P.A., FIGENSCHAU, Y., HANSEN, J., GRIMNES, G. *No significant effect on bone mineral density by high doses of vitamin D 3 given to overweight subjects for one year.* Nutrition journal 2010; 9(1):1.
133. CHEN, Y., ZHANG, Q., WANG, Y., XIAO, Y., FU, R., BAO, H., ET AL. *Estimating the causal effect of milk powder supplementation on bone mineral density: a randomized controlled trial with both non-compliance and loss to follow-up*. Eur J Clin Nutr 2015; 69(7): 824.